好書大展

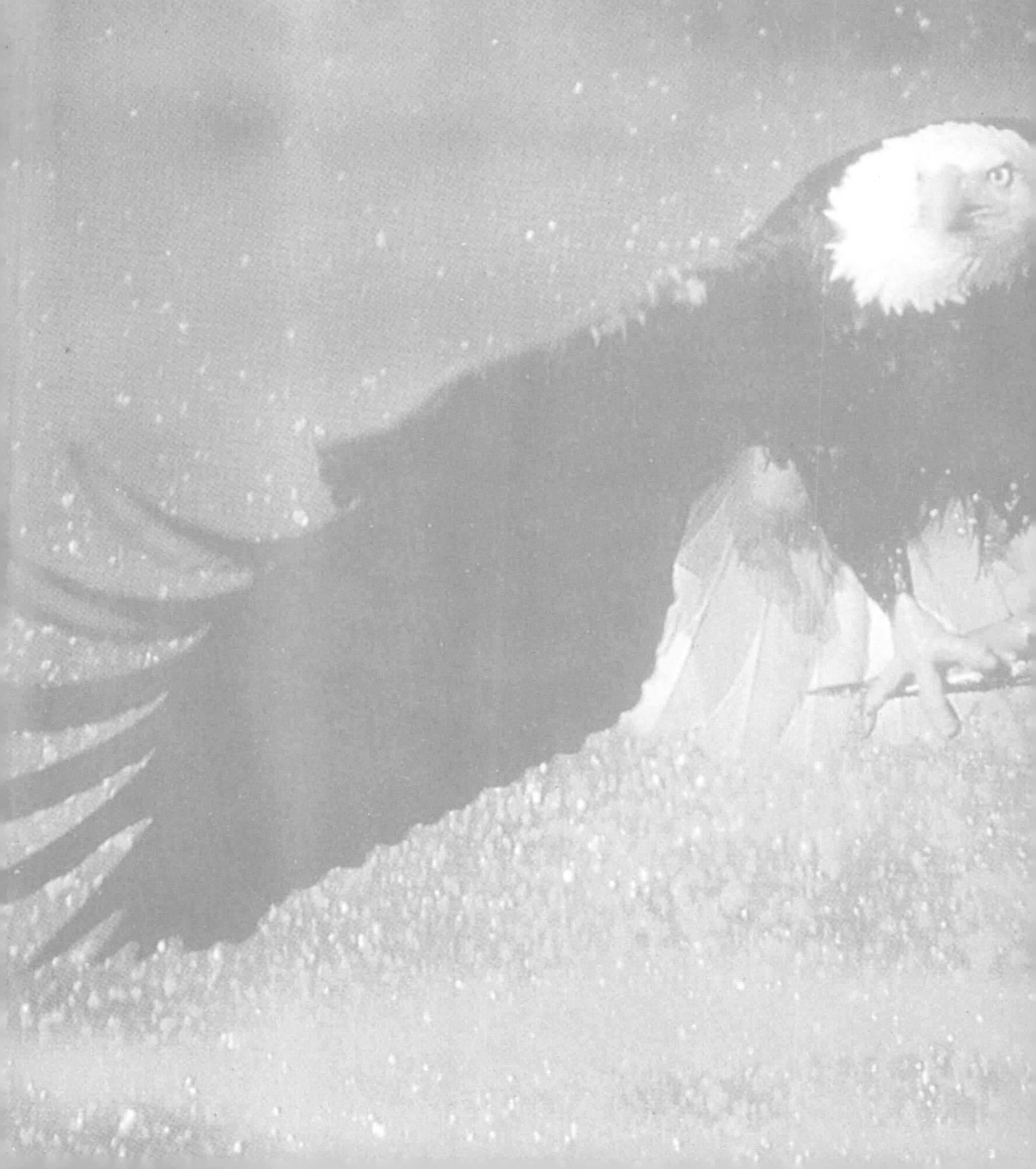

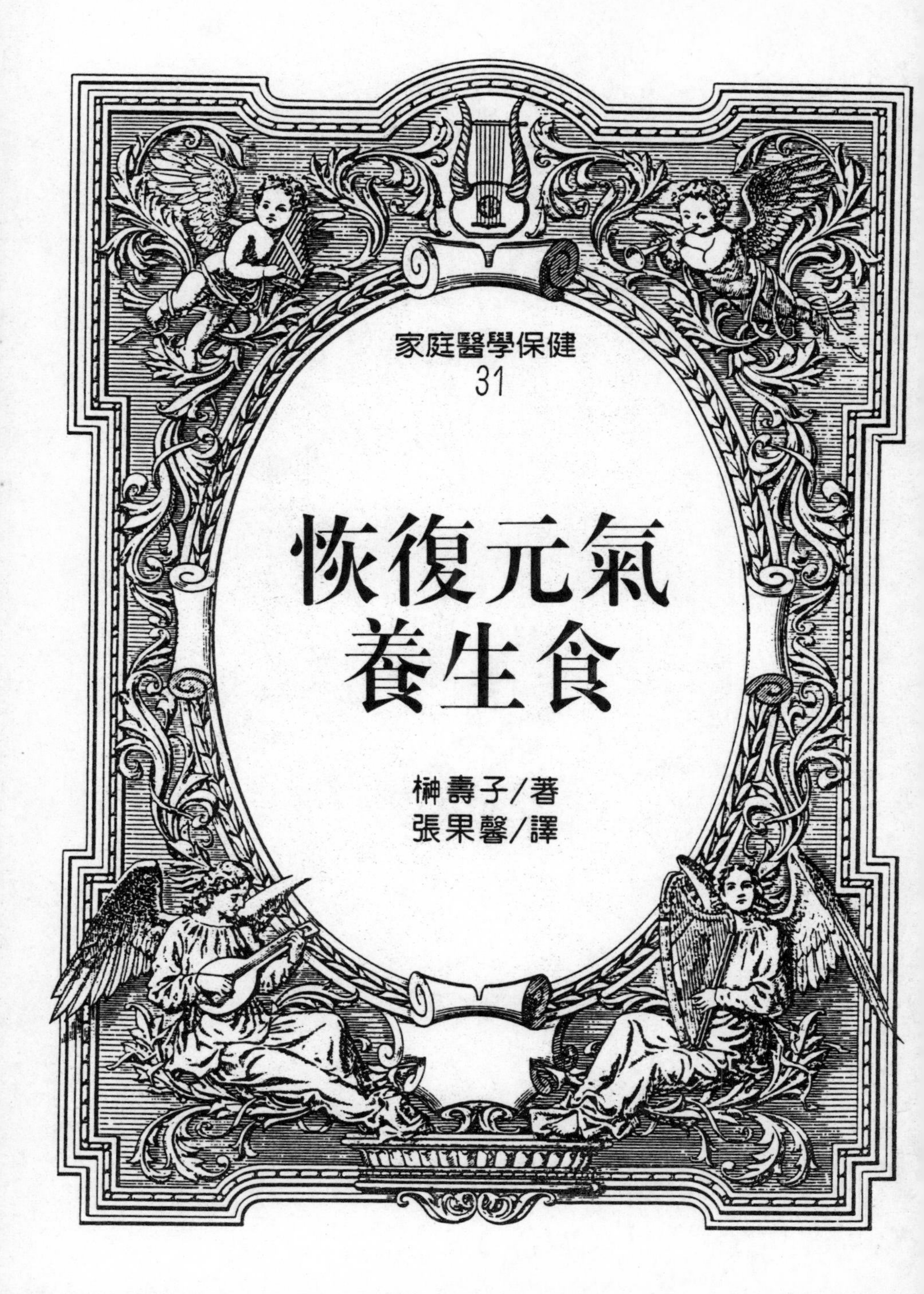

家庭醫學保健
31

恢復元氣養生食

榊壽子／著
張果馨／譯

前言——對健康有益的飲食生活

現代堪稱是飽食時代，外食產業豐盛，想吃什麼，立刻就可以到手。不過，這種飽食的狀況會影響人體的健康。

以肉料理為主的飲食生活，再加上油炸食品的過剩攝取，造成營養偏差或過剩，內臟無法得到充分的休息，引發各種成人病。

在此，我要向各位推薦「自然食」。

一提到「自然食」，有的人會馬上聯想到「無農藥蔬菜」、「礦泉水」、「健康食品」等營養劑，或是生長在秘境的植物。

總之，會產生比普通食物「更昂貴」的印象。

其實不然。當然「無農藥蔬菜」或「礦泉水」也都是屬於「自然食」，只不過本書所要介紹的「自然食」，是指利用一般素材所製作的普通料理。

具體而言，本書所介紹的，就是以水果或生的蔬菜為主的「當季」、「餓了的時候才吃」、「不費工夫去製作的生鮮食品」等食物。

在此也要釐清一些誤解。很多人認為自然食一定是難以下嚥或索然無味的飲食。

的確，它不是豪華的料理，但是卻不表示它就是「難以下嚥」的東西。本書所介紹的食物，都是有益健康且只要肯下工夫就能夠創造美味的食物。

書末的「四季飲食菜單表」，皆是以新鮮蔬果為主，甚少出現肉的料理。乍看之下，好像都是一些淡而無味的東西。但是只要以快樂的心情享用，這些都是對健康有所幫助的食物，是十分理想的菜單。

不過，認為肉類才是創造力量的人，看了這些食物，也許會感到痛苦而不想嘗試吧！

有這種煩惱的人，不妨嘗試以下的方法。亦即星期一到星期五吃「追求健康的食物」，星期六與星期日則吃「追求快樂的食物」。

有些時候，隨心所欲也是很好的，實行「週休二日制」，就能夠輕易地實踐「自然食」。為了自己，也為了家人，最好能夠付諸行動。

從最近之孩子們的飲食生活中，就可以窺探目前的父母對於飲食生活的想法。孩子在家庭中很少有機會吃到的東西，即使出現在學校的營養午餐中，他們也不感興趣。

例如，媽媽在家不曾燉煮過香菇料理，孩子在學校也不會想要去吃這種食物。

有些孩子只挑生菜沙拉中的萵苣來吃，卻不吃高麗菜，甚至認為萵苣能吃，而高麗菜是不能夠吃的東西。詢問孩子的母親，發現原來母親在生菜沙拉中只放萵苣，因為萵苣可用手撕，但是高麗菜還要切成絲，為了怕麻煩，而省略了高麗菜。

我認為孩子偏食的原因，多半來自大人本身對食物的喜好所造成的。

家中有小孩的父母，尤其要重視這個問題。同時，最好也能夠實踐本書所介紹的「自然食」料理。

最近，國人有逐漸回歸傳統飲食的傾向。當然，這也受到減肥風潮的影響。不過，國人的腸子較長，考慮到健康的問題，則最好不要吃太多肉類食品。

有人認為吃牛排能夠創造體力，肉是力量的來源。其實這是錯誤的想法，只要讀完本書，你自然能夠了解。

本書的菜單並不需要照單全收地互相搭配，這只是參考例而已。在星期六、星期日，你可以盡情地享用自己喜愛的食物，不需要勉強，否則會成為一種壓力。為了得到健康而勉強，反而有損於健康。

希望各位讀者能夠以平常心，自然地攝取「自然食」。

榊壽子

目錄

第2章 對身體突然不適具有速效的菜單

第3章 這樣吃可以完全復原

第4章 吃法不同的效果也不一樣

第5章　不需要藥和醫生的飲食法

第1章

這樣的吃法會損害身體

1 水正在腐蝕你的身體

孩提時，我們會到夜市撈金魚，一旦撈中時，內心高興無比，可是，大部分的金魚在三天後就會死掉。

這是自來水使用不當所致。使用生的自來水飼養，可能還可以活上一個月，然而如果使用冷卻的開水來飼養，就恐怕活不過一天了。另外，用自來水澆花，可以使植物生長良好，若更換爲冷開水，則植物很快就會枯死。這是怎麼搞的呢？

對生物而言，氧是不可或缺的物質。而水也有好壞之分。自然水是好的水，裡面含有人類所不可或缺的氧。

所謂自然水，就是自然地從地上湧出的清水，亦即未經加熱煮沸的生水。平常我們都是倚賴自來水。自來水中含氯，不放心的人會加以過濾之後再使用。亦即「飲用自來水的生水」。

而不含氧的水，就是不好的水，亦即指加熱過的水。水一旦煮沸，就會喪失氧氣，成爲死水。用加熱過的水來沖泡咖啡、茶、味噌湯，長年累月下來，就會逐漸地損害身體。亦即會有肥胖或腺病質消瘦的煩惱。

一般所謂的「飲水療法」，是指一天要喝二升的生水。然而，自然水分並不只是從水中攝取，像新鮮的蔬果中也含有豐富的水分。一天喝一大杯水就足夠了。

自然的水分可以使血液正常化，促進細胞的分裂、增殖與新生。總之，水是使身體復甦的原動力。

反之，加熱過的水分會使血液酸性化，破壞細胞，造成衰退，加速老化。

不過，國人對於某些料理或食物，習慣使用加熱過的水來製作，例如燉煮物、咖啡、茶等，這倒不必特別加以禁止，只要知道加熱水分的有害性，補充氧氣的不足，那也就足夠了。

2　對體內補充氧的有效飲食法

在競爭激烈而多變的社會中，想要出人頭地，就必須擁有比他人更多一倍的耐力。相信每個人都曾經比較過自己與他人的力量吧！

某個電視節目曾讓參賽者做一些事，比較他們的能力與力量，結果發現這與其人所致。

平靜下來。這是因爲氧氣進入體內，提升了集中力與持久力，使人的潛能發揮到極限

當我們打個呵欠以後，會發現頭腦比較淸晰，而且進行深呼吸以後，心情也能夠

的氧氣吸收量有密切的關係。

體內進入氧氣，就能提升內臟的功能。

內臟功能較弱的人，一日一次進行五分鐘的腹式呼吸，也是很好的健康法。一旦

以上班族而言，擁有多少能力來克服困難的工作，端賴其吸收多少的「氧氣」而

定，這麼說一點也不誇張。

爲了創造聰明的頭腦與健康的身體，必須要擁有氧氣，但是，問題在於吸收的方

法。有人認爲肺活量＝能力、力量，但遺憾的是，肺活量只是顯示肺這個「器官」的

大小，並不代表氧氣的吸收力。

我們所吸入的空氣，二一％爲氧氣，而吐出的氣息中含有一六％的氧。亦即一次

的呼吸會吸收到五％的氧氣。

那麼，該如何做才能夠吸收到更多的氧呢？

方法只有一個，亦即從通過腸的食物中來加以吸收。因此，要充分攝取新鮮的蔬

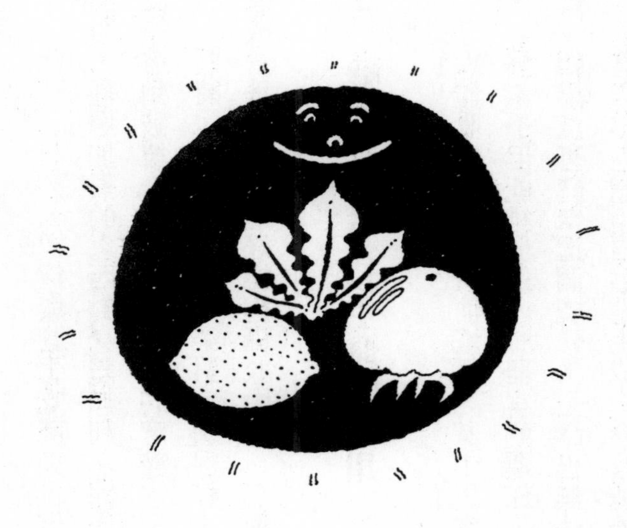

菜、水果，不要喝經過加熱的水，而以生水替代。晃動杯中的水，能提升氧氣的含量，飲用後，更具效果。此外，加熱過的料理最好能夠搭配一些生鮮的食物來吃。

3　吃「三色」水果與新鮮蔬菜

發現了維他命A、B、C、D、E、K、P，同時也了解其特徵與作用，不過，要逐一地記住，似乎並不容易。其實，只要充分攝取綠、黃、紅這三色的果菜就可以了。這是光的三原色，也就是吸收日光所產生的顏色。

大致說來，「紅色」能夠增強抵抗力，具有維他命A的作用；「綠色」能夠強化內臟功能，具有維他命B的作用；「黃色」能夠淨化血液，具有維他命C‧P的作用。

此外，有的人認爲與其生吃蔬菜，倒不如燙煮來吃，反而能夠攝取到更多的量。然而，經過加熱的東西對身體無利。即使殘留些許的營養成分，但是因爲氧和酵素都已經遭到破壞，因此不具任何的意義。

同時，雖說吃生鮮蔬菜對身體很好，但是也不能大量地吃切碎的高麗菜，否則會造成營養失調。最好能夠攝取由二、三種以上的蔬菜所做成的沙拉。

4 酵素具有維持生命的作用

人體吸收各種物質而成長，其中以酵素的作用最爲偉大。

酵素不但能夠促進內臟器官的運作，同時也是食物吸收、肉化不可或缺的重要物質。如果沒有酵素這個成分，生命也無法維持。

酵素於人體中自然地生成，含於唾液、胃液、胰液與腸液中，能夠幫助食物的消化。但是其本體，學者仍然無法全盤掌握。

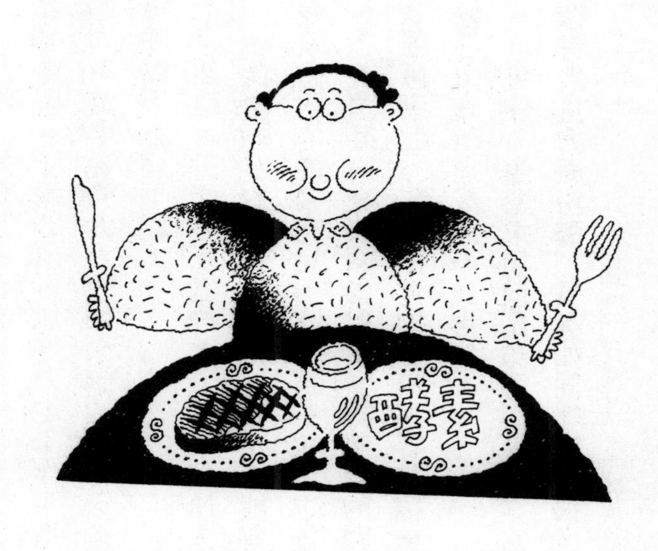

酵素是活生生的物質，需要藉助水與鹽分，才能夠發揮作用。當我們吃完辛辣食物後會想要喝水，這是因爲酵素的作用活性化所致，是一種自然的作用。

當然，過度攝取鹽分會妨礙荷爾蒙的分泌，破壞體內的膠質性，降低其他的機能，必須注意。總之，對於酵素而言，適量的鹽分是最好的營養劑。

生鮮食物中含有豐富的酵素。食用生鮮食物有助於消化，這是因爲酵素發揮作用所致。不過，食物一旦加熱，會使酵素遭到破壞，降低消化功能。

如果不吃生鮮食物，酵素就會不足，而必須由內臟加以製造。此外，加熱的肉類不含酵素，爲了消化，必須動用貯藏在體內的酵素。

其次，速食品中含有較多的化學物質，火腿、香腸等再製品也不例外，爲了消化這些食品，肝臟必須更加努力地工作，造成大量酵素、氧與養分的消耗。

不做早餐的太太，如果讓丈夫每天燒開水吃泡麵，則自己依靠的丈夫極可能會罹患肝癌而臥病不起。

然而，工作力旺盛的上班族或健康人士，想要吃鰻魚飯或牛排也是可以的。食物好壞的標準，在於口中是否能夠充分地分泌唾液。如果能夠充分分泌唾液，表示體內的酵素充足。吃完這些東西之後，最好能夠再吃富含酵素的食品。

美國某研究機關曾對飲食與疾病的關係進行調查與研究，結果顯示「吃肉者較容易罹患癌症，吃綠色食物者較不容易罹患癌症」。總之，只要多吃生鮮蔬菜，就不用擔心肉食所造成的不良影響。

另外，像堅果類或昆布等海藻類，富含酵素，要積極地攝取。同時，蘿蔔泥中也含有大量的澱粉酶，具有如同唾液一般的作用，最好能夠三餐攝取。

5 規律的「不吃」也能夠創造健康

各位是否知道「Breakfast（早餐）」這個字的語源呢?·直譯是打破（break）斷食（fast）的意思。

在歐洲有個古老的習俗，男性爲了證明自己已屆成人，在一週內必須帶著水和些許的水果或堅果類，住在森林中的小屋進行斷食。後來，才有一日最初的飲食稱爲Breakfast（早餐）的說法。

一聽到「斷食」，各位或許馬上聯想到僧侶們的苦修，但是，若沒有充分的常識，最好不要任意地進行。即使是爲了治病而實行斷食，也要愼重地選擇指導者，否則可能因此而喪命。

一言以蔽之，斷食的目的就是排除宿便。實行斷食時，胃袋空無一物，胃酸進入腸，這種酸的刺激會引起腸的蠕動運動，將附著於腸壁的宿便排除一空。這也是排除宿便的唯一方法。

在此，推薦「一日斷食」給各位，能夠輕鬆地實行，藉此讓消化器官得到休息，恢復青春。

方法是，一週內挑選一日，不吃其他的食物，只吃水果與生水。水果中含有自然水分、酵素、維他命、無機質與基本營養，食用後，不會產生空腹感，也不會造成體力的消耗。上班族能夠在毫不勉強的狀態下來實行。

儘管一日斷食無法完全排除宿便，但是能夠使胃得到休息，展現很好的效果。

像這樣，了解自己的體調，再向「二日」、「三日」、「四日」、「五日」……斷食挑戰，最後是一週都只吃水果和生水。胃液的酸、水果與纖維質對於排泄宿便具有卓效。

斷食一週後，接下來的二、三天對於飲食要特別注意，必須要控制鹽分與油分的攝取。如果無法忍受「一日斷食」的痛苦，那麼也可以午餐用水果代替其他的食物。爲了維持身體的健康，有時「不吃」也是很有用的。

6　空腹也是治病的秘訣

有的人認爲「一日三餐是錯誤的說法」。這並不是意味著不要吃三餐，而是指在用餐時，如果不是空腹而勉強吃東西，反而會招致疾病的發生。

所謂不是空腹，是指內臟器官尚未主觀接受的狀態。這時如果進食，腸內就會積存一些無法消化的食物殘渣，造成宿便的產生。俗話說「君子之便近乎下痢，腸內經常保持清爽」。一旦呈現空腹的狀態，腸內廢物幾乎消除殆盡，這也是保有健康與長壽的一大重點。

根據最近的資料顯示，腸癌發生的位置，往往是在接近出口處八〇公分的直腸，離出口越遠處，越不會出現腸癌。換言之，積存糞便處較容易發生癌症。此外，一旦腐敗物長時間積存在腸內，會污染血液，對體內造成不良的影響。

任誰都有這樣的經驗，生病時，唾液分泌量減少，口乾舌燥，食慾不振，周邊的人可能會爲你擔心。然而，這卻是可喜的現象。

這是病體逐漸復原的證明。換言之，身體的安全措施發揮作用，造成食慾受到抑制而不想吃東西。

人體本身具有「大製藥廠」的作用，亦即人體本身具有自然治癒力，爲了消化食物，必須要動用存在於體內的能源。然而積存在胃內的食物一旦無法充分消化，就會造成不完全燃燒，危害身體健康。因此，「空腹」也是使身體復原的第一步。

7 重新評估富含良質澱粉的米

米是一種良質的澱粉質，經由唾液分解爲麥芽糖，再以葡萄糖的形式積存在體內成爲熱量的供給源。

此外，蛋白質和脂肪等，是有燃燒體內其他物質的作用，一旦蛋白質與脂肪不足，食物就無法完全燃燒，結果引發了各種疾病。

米是國人的主食。儘管它是經由加熱才能食用的物質，但是只要補充某些養分，就能夠彌補其不足。對國人而言，米是有必要大量攝取的。

在此，我們來探討一下糙米。

曾有一段時期掀起糙米風潮，認爲它具有良好的排便效果。但是由於糙米不容易消化，因此，有些專家學者提出一口糙米咀嚼二五〇次的說法。很多人因爲認爲糙米有營養而勉強地攝取，與其如此，倒不如吃容易下嚥的白米反而更有價值。

8 你的體質在不知不覺中酸性化了

最近很多人都開始重視食物酸、鹼性的問題。不過，有些學者認爲人體本身就具備將食物變成鹼性的構造，因此不必擔心。

我本身並不是學者，對於此說無法提出科學性的反證。不過，隨著季節與年代的不同，體質有變成鹼性或酸性的傾向，這也是不容否認的事實。

即使是同樣的菜單，也會因四季、早晚餐的不同或年代的不同而有不同的傾向。冬、春兩季容易呈現鹼性，夏、秋兩季容易呈現酸性。尤其是冬天的空氣和水，具有較強的鹼性。此外，晚餐比中餐更容易呈現鹼性。

另外，隨著年齡的增長，有呈現酸性的傾向。例如三代同堂同時享用飯、芝麻、豆腐、菠菜、魚、蘿蔔泥等料理（當然包含砂糖、醬油、火力在內），經由客觀的觀察，發現攝取相同的飲食，但其酸鹼性卻產生很大的差異。

在春天的晚餐攝取上述的菜單時，幼年、少年期的孩子其體液會呈現弱鹼性，中年的雙親呈現中性，老年的祖父母略呈酸性（①）。如果在夏天的午餐享用這些料理，則孩子的體液呈現弱酸性（①），父母呈現酸性（②），祖父母呈現強酸性（③）。

（）內的數字表示酸性度的強度。這些數字的種類，是攝取水果、生鮮蔬菜時取得酸性、鹼性平衡的一個標準。

我有一位服務於報社的朋友，非常喜歡肉類食品，每次聚餐或應酬時，一定會點牛排，不過，現在出現顏面神經痛，擔心病情會加重，於是開始認眞地選擇食物。

在此簡單地爲各位介紹酸性食品與鹼性食品。水果、蔬菜爲鹼性食品，魚貝、肉類爲酸性食品，生鮮食物爲鹼性，加熱後變爲酸性，醬油爲鹼性，砂糖爲酸性。

9 忽視年齡的飲食方法是在虐待身體

最近的家庭都傾向於小家庭化，不論是三代或兩代同堂，對於食物內容的選擇與嗜好都大不相同，必須在菜單上下點工夫。

有的人會擔心地說：「依年齡層的不同，對於食物的要求也不同，我們家三代同堂，每餐都必須準備二十幾種食物……。」

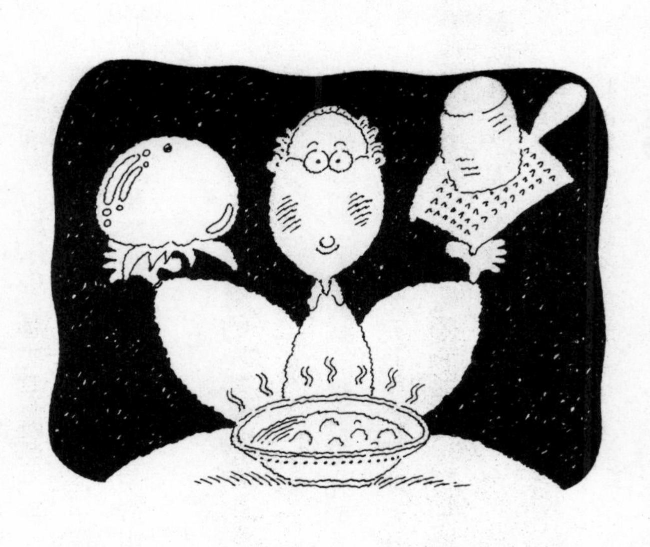

這種顧慮是多餘的。的確，依年齡層的不同，身體的機能、消化力或體調都各有不同，而對於食品的種類，要求當然也不相同。不過，不必因此而大幅地更改菜單。

例如燉煮料理，材料不外乎是肉片與蔬菜。年長的祖父母可以多攝取蔬菜少吃肉，雙親可以均衡地攝取肉片和蔬菜，年輕的子女則可以多攝取一些肉片。像這樣，也可以在一道料理中做出合理的分配。由於燉煮物是加熱食品，因此不妨搭配生菜沙拉來食用。

大致而言，一道煮物搭配一道生鮮食品來攝取。也可以一碗燉煮料理配合一個番茄來吃。

這是以健康的年輕人為主所訂出的標準。如果是中年人，則可以配上二種生鮮蔬菜，高齡者可以配上三種生鮮蔬菜。

最好能夠在三餐中都攝取蘿蔔泥。這是為了彌補加熱後喪失酵素之不足。此外，不喜歡吃生鮮蔬菜的人，可以利用生鮮甲殼類、生魚片、海草或醃漬小黃瓜來彌補酵素之不足。

以下針對各年齡層的身體特徵與對食物的需求來加以說明。

○～三歲

在這個時期，人類腦的發育約完成八○%。內臟小而發育尚未完全，如果吃和大人相同的食物，是很勉強的事情。尤其是富含脂肪的食物，會妨礙腦的發育，需要減量攝取。同時，香腸和火腿中含有較多的化學物質，必須禁止食用。

由於這是細胞分裂最活躍的時期，因此最好攝取富含無機質的食物，以及維他命、澱粉質含量較多的食品。

四～一三歲

為成長期的階段，因此要多攝取動物性蛋白質。必要之主食的澱粉質也不可忽視。同時，也要攝取足夠的副食。如果主食不足，則所攝取的蛋白質就會因為不完全燃燒而變成老舊的廢物。

這個時期的少男、少女，臉上看起來缺乏脂肪。直到十三歲為止，所吃的脂肪幾乎都未被吸收而排除體外。不過，攝取過量也會導致成人以後發生癌症的要因。

一四～二三歲

這個年代是一生最重要的時期，也是創造身體基礎的時期。如果在這個時期偏食，女性會出現生理機能異常，甚至有生出畸形兒之虞。

雖說現在堪稱是飽食時代，但是另一方面，卻也出現偏食的傾向。在孩子吃炸雞、炸薯條的同時，也要積極地讓他們多攝取生鮮蔬菜。

二十四歲以上的人，必須要活用本書所介紹的自然食，勵行健康管理。

10　當令的食物就是自然食

春天樹木開始發芽，夏天樹葉茂密，秋天落葉，冬天草木枯萎。換言之，春天為了夏天樹葉的茂盛而細胞旺盛地分裂、成長，夏天為了秋天的結果而蓄積養分，以供下一代使用，冬天任務完成，而變得草木枯萎一身輕。

在寒冬，樹木幾乎不吸收水分。因爲吸收過多的水分，會造成結凍。在寒風中，內部正爲春天的發芽而進行各種的準備工作。

人類也是自然界的一員，因此必須配合四季的變化來攝取食物。

〈春〉

二月進入春天，這是自然界一切生物復甦的季節，分析樹芽，主要成分爲澱粉質、無機質、維他命。

而人類在此季節中，細胞分裂與新陳代謝活絡地進行，這些都需要藉由豐富的養分來進行，尤其是無機質（酸、鹼、鐵分、鈣等）更是不可或缺。

另一方面，春天所誕生的食物，也含有充分的無機質。包括春日七草（芹菜、薺菜、鼠麴草、繁縷、寶蓋草、蕪菁、蘿蔔）在內，以及蕨菜、薇菜等山菜，也富含無機質。此外，蛤仔以及文蛤也含有豐富的無機質。春天產的蔬菜具有較強的苦味，能夠幫助澱粉的消化，以預防夏天體質酸性化。

可將蔬菜作爲生菜沙拉來食用。不妨在各種沙拉的醬汁中下工夫。此外，春天產的魚脂肪成分較少，可以大量地攝取白肉魚，藉此能夠防止夏日的疲勞。

〈夏〉

經過五月的立夏之後，就要開始迎接夏季。夏天的氣溫較熱，會造成體內水分大量發散。爲了加以補充，需要攝取充分的水。

關於水分，可以喝新鮮果汁或檸檬水。當然，飯桌上要經常出現生鮮蔬菜，並以水果代替三餐的甜點。

如果沒有食慾，也不要勉強吃大量的食物，可以利用新鮮的果菜來取代。

在這個季節，要想吃一些醋漬物，不妨攝取蚶、青柳貝、蜆等貝類或海帶芽等海草類，以及烏賊、螃蟹、蝦等富含無機質的甲殼類，拌醋來食用。攝取這些醋漬物或涼拌菜以及新鮮的果菜等，能夠預防夏日懶散症。

〈秋〉

過了中元節就進入了秋天。在這段時期，可能因爲長期休假或返鄉而出現中暑或夏日懶散症。也許你會發現體力不如其他的同事。

三餐的飲食，最好攝取含有充分蛋白質的納豆、蛋、魚等。從春天到夏天，能夠順利地更換飲食。不過，在夏末到初秋時，飲食似乎不能順利地改變。

尤其在夏天暴飲暴食的人，進入秋天後就變得食慾不振。這時，可食用剛生產的葡萄、蘋果、柑橘等帶甜味的食物，讓變弱的胃復甦，增加胃酸的分泌。如果不能夠順利地調適，進入九月以後，就會眞正患上夏日懶散症。

其次，過了秋分，就眞正進入了秋天，早晚氣溫較低，性能力開始減退。更年期的女性，生理在此時期停止，男性的精力也會明顯地減退。這些都是荷爾蒙分泌衰退所造成的。

爲了預防性能力的減退，早晚要攝取含豐富碘的海草類，以及生的甲殼類。同時，也可以積極攝取含有秋天味覺的堅果類（杏仁果、花生、核桃、栗子）等。這些都是配合自然而想出的方法。

到了秋天，能夠自然地湧現食慾，只要高明地攝取，任何食物都能夠順利地消化、吸收。在這個時期，可以利用食養生來消除疾病，創造健康的身體。

〈冬〉

進入十一月，外界的空氣乾燥寒冷，因爲體內熱量急遽地消耗，因此需要得到高熱量的脂肪、維他命、蛋白質、礦物質、澱粉質等。

爲了貯備來年春天熱量的能源，必須要在冬天多加攝取脂肪，供給細胞營養，到了翌年春天，配合攝取無機質，共同作業來進行細胞分裂。

在這個季節，如果脂肪的攝取不夠，就無法順利地吸收，造成細胞功能衰退，細胞分裂不活潑。

最近，國人對於熱量有過剩攝取的傾向。但是不必太拘泥於熱量的平均攝取量，只要配合季節來攝取即可。

大家都知道，脂肪有植物性與動物性之分，第一次榨得的植物油，整年都適用。如果能夠在冬天巧妙地攝取動物性脂肪（搭配水果、蔬菜），就不會對身體造成妨礙。

冬天的魚類含有較多的脂肪，因此很美味。吃秋刀魚、竹筴魚、鰤魚時，可以採用燒烤的方式，並且配上蘿蔔泥來吃。

日本沖繩縣是有名的長壽縣，當地的長壽者也吃豬肉等動物性蛋白質和脂肪，而且使用各種不同的烹調方式。利用水燉煮肉料理五～六小時。由於當地擁有良好的「飲食文化」，因此即使攝取動物性脂肪，也可以得到長壽。

冬天是儲存來春體力的季節。春天是細胞分裂、促進成長的時期，是動植物新生的時期。對人類而言，是容易發病的時期。

這個時期尤其容易出現精神衰弱、花粉症、濕疹、水痘。爲了預防疾病，最好在正月之後多攝取鈣質。日本正月經常擺飾的伊勢龍蝦殼，可以用水煮，取其湯汁加入檸檬汁來服用，藉此能夠治療水痘。我的外甥就曾經利用這個方法在七小時之後使水痘痊癒。

另外，昆布除了含有鈣質之外也含有碘。柑橘、臭橙、檸檬含有如胃液般的酸。麻糬含有多量的澱粉質，可以暖身。這些食物中充滿了古人的生活智慧。

只要順應季節攝取必要的食物和營養，就可以避免在季節交替時罹患疾病。

古代料理研究家曾有「春苦、夏醋、秋辛、冬油，用心攝食」的說法。這正是自然食的內容。

第2章

對身體突然不適具有速效的菜單

11 時差昏沈的原因

現代人出國的機會增加了，有些人甚至每年要到國外出差好幾次。這種出國觀光已經成為國人生活的一部分。可是，在此卻出現一個問題，那就是要面臨「時差昏沈」的困擾。為了加以適應，就必須要在國外待上數日。

不過，也有避免時差昏沈的方法，那就是不吃機上的飲食，當然水是例外。某位大使因為工作上的關係，經常奔走於世界各國，而他正是利用前述的方法免於時差之苦。或許有人認為空腹會導致虛弱無力，其實不然。

在飛機上幾乎很少活動，吃下的食物並不會完全被利用。況且，機上提供餐飲的機會很多，同時大都是高脂肪、高蛋白質。其結果會造成食物不完全燃燒，使得體內的調節機能異常，這就是造成時差昏沈的原因。

然而，空腹反而能夠促進消化和營養的攝取，使熱量燃燒。若是不斷地攝取食物，不但會造成時差昏沈，甚至還會引起疾病。人類即使數小時不吃東西，也不會造成身體衰弱。如果飛行的時間較長，不妨吃點水果來裹腹。

如果認爲當地的食物只適合當地的人食用，那是錯誤的想法。例如美國是屬於乾燥氣候，在當地吃高脂肪的牛排，比在自己國內吃這類食物更爲合適（當然要避免過量）。

國內的飲食，適合高溫多濕氣候，因此，在國外並不適合吃自己國內的食物。換言之，飲食也必須要有「入鄉隨俗」的概念。

12 煮的食物較容易消化，這是迷信嗎

如果要進行必須集中精神的工作時，則事前最好保持空腹。

我在主持電視節目之前，總是保持空腹的狀態。因爲當我們進食後，氣會集中到胃、腸，造成腦部「缺氧狀態」，這時就變得很容易忘事。不過，如果因爲空腹而容易焦躁的話，則只要注意食物的內容，攝食也無妨。

早餐最好吃吐司、水果或果汁。喜歡日式料理的人，則可以添加生的甲殼類或生菜沙拉等含氧的食物。此外，爲了避免因爲食物的消化而消耗掉體內的能量，最好能夠控制富含脂肪、蛋白質以及加熱過的食物的攝取量。

「煮過的蔬菜、魚、肉較容易消化」，這是一種迷信。食物經由加熱會破壞其中的酵素，所以從事腦力工作的人，在工作之前，要避免內臟的負擔。另一方面，爲了補充酵素，最好積極攝取生鮮食物（水果、蔬菜、甲殼類）。

13 無機質中的磷能使頭腦清晰

在漢城奧運中奪取金牌的班·強生，事後發生被追回金牌之事，成爲頭條新聞。這位運動員經過多年的苦練，最後卻失去到手的榮冠，原因在於使用肌肉強化劑。試想，如果有這種特效藥等新產品問世，那麼這個世界上將會充斥著想要不勞而獲之人。

牛頓發現萬有引力，但是他並不是在看到蘋果掉落時才發現。在此之前，他每天晚上坐在戶外思考「爲何星星不會掉落」的問題直到天亮。於是最後才會有偉大的發現。

總之，爲了保持頭腦的清晰，必須借助飲食的力量，對於需要用腦與體力的人而言，早餐格外的重要。

尤其要攝取無機質食物。例如青柳貝、蝦、鮑魚等生的貝類或甲殼類，以及醋漬的海草食物等。早上沒有食慾的人，可以食用加入無機質的沙拉，或是利用醋來調理。

此外，要選擇含有多量磷的無機質。一般生的甲殼類、海草、山芋、洋蔥等都含有磷。蛋白汁（參考次頁）也含有磷酸鈣等優良的營養素。

日本電視曾介紹有名的相聲世家橘家圓藏師匠的早餐情景。他和弟子們一起快樂地享用早餐。其早餐以和式料理爲主，種類豐富，色香味俱全。

他笑著說：「今天爲了上電視，所以菜式比平常多，但是，平常大家也只有早餐時間能夠共聚在一堂。」

那是非常完善的自然食。相聲是需要用腦力與體力的行業，如果早上能夠攝取生鮮食品，就可以掌握一天勝利的關鍵。以無機質、水果、蔬菜爲早餐，能夠改善體質，使頭腦清晰。擔任主管的人，藉此就能夠避免壓力的積存與宿醉。

某家百貨公司的老板實行自然食以後，變得年輕許多，大家都向他請教恢復青春的秘訣。

目前，國內企業精英分子中有不少是肥胖者，爲了培育擁有知性與行動力的人材，自然食是不可或缺的。

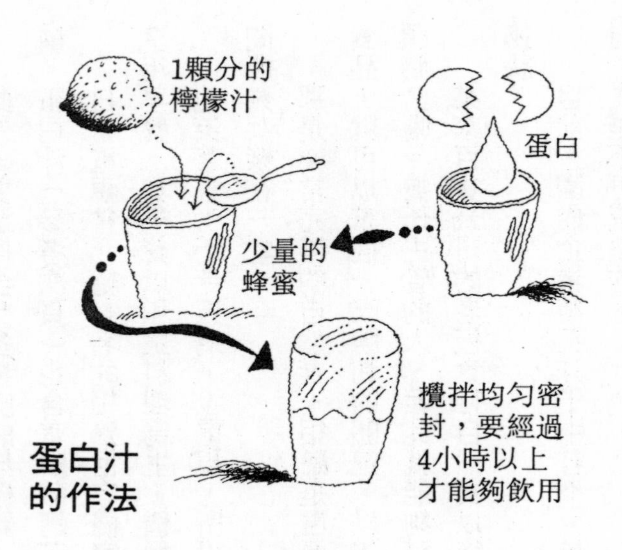

☆蛋白汁的作法

將蛋白一個分量打入小容器內，加入一顆檸檬汁，用少許蜂蜜調拌。最後以保鮮膜密封四個小時以上即可。

前一晚做好放在冷藏庫，第二天就可以飲用。

蛋白汁含有對腦能夠發揮重要作用的磷酸鈣。此外，也具有調節體溫的效用。不只是上班族，中年以上的婦女要每天飲用。

由於含有豐富的營養，體弱者飲用以後，可能會出現頭暈眼花的現象，因此可以減半飲用，一天飲用兩次。

14 熬夜前飲用檸檬汁具有特效

「即使三天不眠不休地從事研究工作，也不會覺得疲倦，這都是拜菜食之賜。」

（愛迪生）

與歐美人相比，日本人似乎有工作過度的傾向。

加班或熬夜的情形屢見不鮮。爲了避免因爲一晚的熬夜而影響到整個星期的工作效率，最好能夠積極地攝取自然食。今晚想要熬夜的朋友，我建議你採用如下的飲食。

首先，避免飲用紅茶、咖啡，盡量飲用加入檸檬汁的自來水（生水），藉此以補充氧。晚餐吃生魚片、生菜、水果、甲殼類等，因爲這些食物含有身體所需要的養分，而且容易消化，不會對內臟造成負擔。如果半夜覺得飢餓，可以吃點水果或堅果類。

強健的身體是來自平日的培養。爲了熬夜而只有一天吃菜食，這是臨時抱佛腳的做法。因此，平日就要攝取以水果、生鮮蔬菜爲主的自然食，改善體質，如此就能夠防止感冒，順利地向艱難的工作挑戰。

昔日的觀念認爲，攝取動物性蛋白質或脂肪，才能夠補充體力，提升耐力。然而，這只是短暫的效果。爲了消化、吸收這些食物，需要消耗體內大量的能量，因此容易產生睡意，甚至無法熬夜。

一般而言，睡覺時，食物的營養才會被吸收而構成身體，但是牛排類雖然能夠形成身體的肌肉，卻不能夠成爲身體所需的能源。

15 即使睡眠不足精神也很好的菜單

是否有治療睡眠不足的特效藥呢?很可惜的是，除了睡覺以外，並沒有什麼良藥。曾經有一位革命家說：「一個人能吃、能睡，就能夠擁有健康。」

通常，三十幾歲的人一天要擁有七個半小時的睡眠，比年輕人的睡眠時間短。隨著年齡的增加，睡眠時間會逐漸減少。上班族如果睡不到七個半小時，就會形成睡眠不足的狀態。

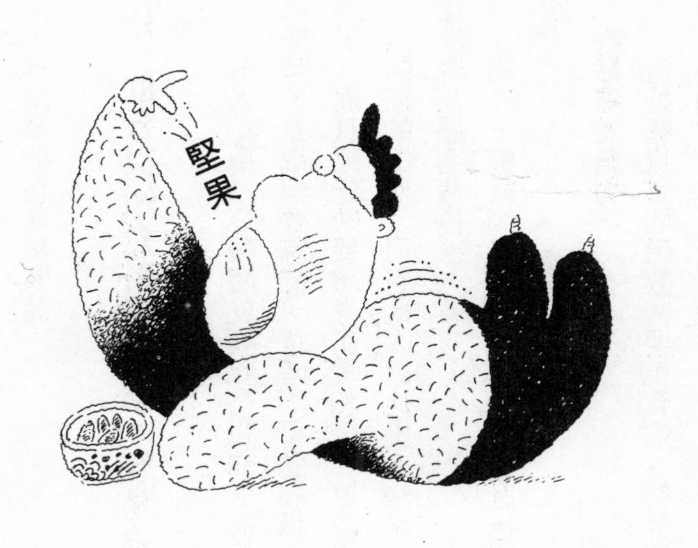

有習慣性睡眠不足的人，是不會有自覺症狀的。不過其身體會逐漸的衰弱，有全身無力、記憶力減退的現象，甚至會出現精神性障礙。的確，上班族有時爲了工作必須犧牲睡眠。因此，有睡眠不足傾向的人，其三餐必須遵守如下的原則：

早餐需攝取充分的澱粉質（飯、麵包、芋頭、麻糬），並搭配生鮮食品。當然水果是不可或缺的，其他還要攝取生的甲殼類，生菜沙拉等。最重要的是不可攝食加熱過的食品。

午餐吃蕎麥麵最合適。因爲蕎麥麵易消化，甚至重病患者也可以吃。其中含有無機質、維他命、澱粉質等豐富的營養。

晚餐的菜式種類要多，並要極力避免使

用加熱的料理，必須以生鮮食物爲主。若是不想生食，可以吃糖醋高麗菜、糖醋小黃瓜，或醋漬的蘿蔔等食品。

16 飲食以燉煮料理為主，容易造成疲勞的積存

有人認爲「疲勞時就要吃高蛋白、高脂肪的食物」，這是錯誤的觀念。當我們眞正疲倦時，是毫無食慾的。這時不可勉強攝食，不過可以吃一顆柑橘類的水果，然後上床休息。而且睡覺時要讓身體暖和，那麼疲勞就能夠迅速的恢復。

同樣的工作，而有的人就比別人快累。像這種人，大都是偏食燉煮食物的人。他們比較容易感到疲倦。

此外，堅果類具有消除疲倦、增強精力的效用。以下針對症狀的不同，介紹其對策：

①說話有氣無力

這是肝臟衰弱所致。要生食蝦、蟹等甲殼類，並沾檸檬汁來吃。

②全身無力

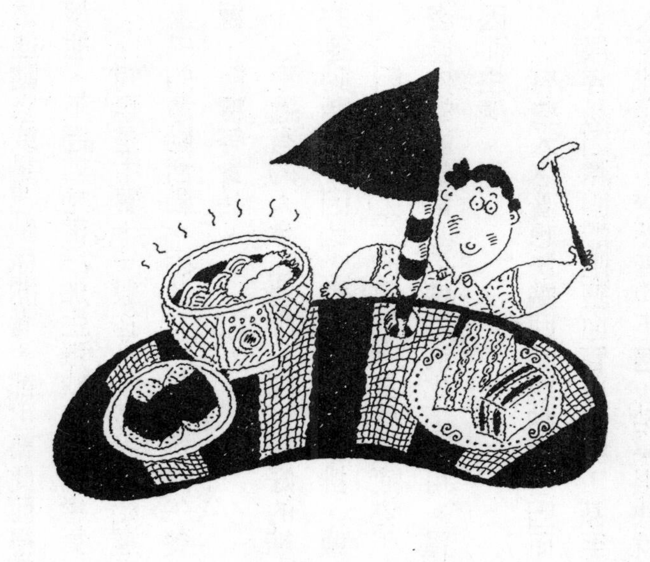

這是副食攝取過多，一般輕視澱粉質的人，大都會有這種症狀。所以早餐時，需要充分攝取澱粉質和水果。

③起床時有類似感冒的症狀

一般是因爲晚上無法熟睡，造成身體無法吸收營養。這是因爲攝食分量重的食物當宵夜，而消化不完全所致。因此，必須改吃土司等澱粉質食物來促進消化。

17　運動時攝取脂肪，會使疲勞倍增

最近國人的生活富裕了，打高爾夫球、網球、滑雪、登山等，享受運動樂趣的人也增加了。

但是，爲了運動而導致體調崩潰，那

就不好了。所以所謂的「享受十倍樂趣的運動方法」，就是在於如何活用飲食。不論是運動家或是運動休閒者，都可藉此而得到運動的樂趣。一般早餐，可以按照平時的型態，不過若是再添加生蛋或水果則會更好。

問題是中餐，一般在上午時就開始運動，中餐過後稍微休息一會兒，馬上又繼續上午的運動活動。因此，一般採行的午餐，都是點心程度的飲食。例如三明治、蕎麥麵、飯糰等食品。

不過有的人會在運動之間，好好的補充高卡洛里的食物，以便儲備體力迎接下午的運動活動。因此，會點豬排、牛排、鰻魚飯等大餐。但是這種吃法是很危險的。因爲經過上午的運動，身體也疲倦了，若是再吃下不易消化的脂肪或蛋白質，那麼體內的能量都必須轉到消化上不可。這樣的人不但無法享受運動的樂趣，甚至還會因而生病。

有些人急著想快點回到運動場，因而「快飯、快便」，匆促的用完午餐。像這種人很容易因膽固醇阻塞血管而生病，甚至喪命。尤其在春、秋的季節，經常會聽到有人在球場上，突然身體不適，結果很快就過世的消息。這些大都是以上的原因所致。因此大家必須要小心。

最後就是睡覺之前的晚餐，這餐應該配合當時的體調做取捨。體調好時，也可以吃牛排等隨心所欲的攝食。

18 飲酒前的一杯水有良效

嗜酒的人常說「我知道，可是就是戒不了」。持續大量的飲酒，會造成內臟的負擔，因而引發肝硬化。因此要實行以下的事項：

「雞尾酒」最容易醉。飲用時，僅止於淺嚐程度。

「日本酒」不含氧，比較容易醉。飲用後，會消耗體內的氧，導致腦部呈現「缺氧狀態」，所以人的知覺變得遲鈍而酒醉。

「啤酒」的酒精濃度低，多泡沫，其中含有氧。飲用後對人不會造成大礙。不過大量的飲用也會使人大醉。

「威士忌」對人並無大的威脅，但是最好要加水來喝。若想飲用純的威士忌，也必須準備一杯冰水放在手邊，和酒交互的飲用。無論喝何種酒類，只要在飲酒之前喝一杯水，就可以抑制缺氧的情形，預防酒醉。

此外，如果能夠再對「酒菜」下工夫，也會有很好的效用。基本來說，飲酒會消耗體內的氧，爲了補充氧要攝取像生魚片或醋漬的食物。而燉煮的料理卻會助長「缺氧」的情形，所以要避免攝食。

我一般都儘量採用生鮮蔬菜和水果來當下酒菜。此外，像杏仁果、花生、核桃等的堅果類也很適合。

雖然爲了交際而喝酒，不過也不要因此而破壞身體的健康。根據統計報告，當一個人一天飲用一壺酒，持續二十年後一定會肝硬化。反之，一天飲用二壺，可是每週有一天禁酒，這種人都不會肝硬化。所以請你務必要這麼實行。

19 對宿醉有良效的果汁

宿醉時，請你實行以下的事項：

有嘔吐感時就吐出來，或是藉著灌腸使胃腸的物質排出，爲了補充體內水分的不足，可以飲用蘋果、番茄、葡萄等果汁。

而且要將枕頭墊高，並用熱水袋熱敷胃部來睡覺。

宿醉時，即使要移動一隻指頭，都會覺得很不舒服。當然這時是毫無食慾的。所以必須等到症狀稍微穩定之後，才可以試著喝一杯加檸檬汁的青汁。

一等到有食慾時，就可以吃水果，然後再逐漸的增加，像甲殼類、山芋、蛋白等高營養、易消化的食物。

20 口乾舌燥吸煙，容易引發肺癌

肺癌和香煙有很密切的關係。因此抽煙是日常的內憂外患。無法戒煙時，也可以試著節煙。節煙會比戒煙容易實行。

不過，抽煙會導致口腔乾燥，這種人最好要戒煙。因爲在這種情形下抽煙最容易引發癌症。此外，口乾舌燥或在感冒時，必須戒煙。主要是因爲胃酸的緣故。當口乾而唾液無法分泌時，胃液也分泌不出來。若是在這時抽煙會有危險。

若是眞的很想吸煙，可以在飯後或吃過柑橘、檸檬等柑橘類之後較適宜。

國外有名的女明星，抽煙抽得很凶，不過爲了肌膚的彈性與健康，她在拍片前，一定會吃五～六顆的檸檬。

21 貫徹自然食可以避免感冒

俗話說「男人在外會遭遇七敵」，其實眞正的敵人是「自己內在的弱點」。「健全的精神存在於健康的肉體之中」，因此，平時就要鍛鍊我們的身心。「預防」是醫學本來的目的。預防對策，最重要的就是徹底地實行「自然食」。

以下就列舉預防感冒的幾個重點。

第一、不餓時就不要勉強攝食。

第二、不要只吃副食，而減少飯等澱粉質食物的攝取。

第三、平常要多吃蔬菜、水果。

第四、要攝取能夠使早上擁有快便的飲食。

第五、雖說要把握時間，不要任意浪費，但也不能因爲過勞而導致睡眠不足。

沒有上述缺點的人，雖然也會感冒，但是卻擁有能夠儘早復原的體質。

22 感冒時只攝取水和水果

美國的前任總統雷根，上任不久就遭暴徒的襲擊。雖然並無生命危險，但是也入院治療十幾天。

出院後，他的隨身人員向他報告道：「總統不在時，並未耽誤到國事，一切都很平順」，結果雷根卻說「聽到這消息，我不應該感到高興吧！」

或許就是因爲他的幽默感，才能夠讓共和黨保持不敗。

上班族，萬一健康出問題而請假幾天，可能會造成工作停滯的問題。因此感冒發現，必須儘早治癒不可。若是拖延治療時間，很可能會使病情惡化。

此外，當發燒時不可以吃燈。誠如前述般，發燒正是證明體內具有充分的復甦能力。若在這時用藥，反而會降低復甦能力。這等於將毒藥吃進去。雖然退燒藥能夠降低熱度，不過同時也會停止體內的掃除作用。

因此，無論任何疾病，在症狀（發燒）出現時，最重要的是儘早將體內的老廢物排出。所以排便很重要，若是無法自力排泄則不可以勉強，否則會導致痔瘡。這時可以利用灌腸。人體體溫會升高，這是因爲體內積存著老廢物所致。因此排便可謂是最具效果的自然退燒法。

其次，當體內正在與疾病奮戰時是不可以進食的，必須等到燒退後才能夠進食。利卡莎拉伊女士曾在她的書中提及「給予胃適度的負擔，會使體內的力量完全耗盡」。若發燒，體內復甦能力產生作用，這時所有的能量必須用在與疾病的奮戰之上。若是在這時進食，那麼體內的能量就不得不轉到消化上而被耗盡。不過，喝水卻無妨，這對於內臟有清洗的重要意義。

感冒發燒時吃水果也無妨。水果多含自然水分，以及消化所必須的酵素。退燒後，必須保暖睡覺來恢復體力。總之，感冒發燒時要排便而不可以吃藥，除了水和水果之外，一切禁食。此外，病快好時要保持空腹，因爲吃得過多病就不容易痊癒。這一點是最難做到的。

通常燒退、症狀消除後，可以慢慢的採行分量較輕的飲食。不過，像粥等食物，攝食時唾液不易分泌，是不適合的。開始復食時，儘量採用生菜、水果、蜂蜜、蘿蔔泥、烤海苔等食物，再巧妙的配合蕎麥麵、土司，麻糬等澱粉質食物。雖然症狀消除了，也要注意，不可以過食。

23 洗澡和檸檬汁具有驚人的退燒效用

上班族有時身體不適或發燒，卻是無法請假休息。因此，平時也很小心注意身體，但是還是會有疲勞的積存，導致感冒或體調低落。像這種情形就可以採行以下的方法。

首先，灌腸、排便。然後榨一顆檸檬汁加蜂蜜調一杯飲料來飲用。接著準備稍熱的水來泡澡，等到全身溫熱後，趕緊摩擦身體沖乾淨後出浴。這時絕對不可以洗頭髮。

穿上易吸汗的睡衣睡覺，要蓋被子來悶出汗，然後再次泡澡、喝檸檬汁或蘋果汁、泡澡。

像上述般，喝檸檬汁→泡澡→睡覺→泡澡→喝檸檬汁……。反覆進行二、三次以後，燒大致上都已經退了。這種治療法稍微粗劣，所以心臟弱的人最好避免使用。其實復原的關鍵就在於出汗。心臟弱的人，以喝檸檬汁，注意保溫來睡覺即可。

不同症狀的對策

①輕微的發燒

交互飲用檸檬汁和水來促進出汗，並要中止飲食。

②**背部感到惡寒**

這是胃部疲勞所致。所以早上、中午都要吃糜糬，若能夠搭配蘿蔔泥來吃，不但有益消化，而且還會對味覺上有幫助。此外，不要忘了喝檸檬汁。

③**乾咳**

若未發燒則可以在泡澡時，攝取酸性強的水果（檸檬、柑橘等），發汗、睡覺。

④**全身痠痛**

需要保持安靜，注意攝取澱粉質和檸檬汁等。這些是有益消化的食物。然後馬上上床睡覺。

⑤**鼻性感冒**

攝取飯和水果，並需要配上同量的蘿蔔泥來吃。像這樣就可以消除鼻粘膜充血的症狀。

⑥**打噴嚏**

必須細嚼慢嚥，同時要避免攝取鹽分和加熱水分。注意要讓體內得到充分的水分。

⑦**腰痛**

避免攝取蛋白質，要吃蘿蔔泥、檸檬汁以改善血液的循環。

⑧全身僵硬

避免攝取鹽分和不吃晚餐。利用泡澡來鬆弛肌肉，然後睡覺休息。

⑨脚痠痛

要斷食。睡前要泡澡並且喝檸檬汁。

⑩伴隨下痢

將昆布烤黑來泡水飲用，並要喝檸檬汁來整腸。

⑪反覆的發燒、退燒現象

藉泡澡來去除體內的鹽分。飲食上以攝取澱粉質和水果爲主。

24　一粒梅乾就可以消除失眠

誰都有過的經驗，就是遠足的前一天的晚上，因爲興奮而失眠。

在人生的路上，會讓人無法成眠的經驗，大概不只一次吧。像是遇到重大事件時，會讓人失眠。但是當我們看電視、看書時會想睡，可是一上床卻又睡不著。若是碰到這種情形，請你這麼做吧：

嘗試吃梅乾配淡茶。因爲醬油和梅乾中的鹽分，會隨著茶而排出，所以不用擔心鹽心問題。一般睡不著的理由是因爲興奮，這時體內氧氣（血液）上升到腦部而無法下降所致。吃梅乾，會因爲鹽酸的作用使血液集中到胃部，很自然的人就會想睡。

有人每天吃一粒梅乾，這會有鹽分過剩的問題。若是眞的很愛吃，可以將梅乾放入熱水中泡一會兒，除去鹽分後才食用。

以前，「不喜歡梅乾的人，家中會發生不祥的事」，所以家家都有梅乾。它有強的殺菌作用，被當做藥用。

出差德國時，曾經住在朋友家。當時那一家的小孩誤飲泥水，就是用梅乾治癒的，那時附近的德國人都很驚訝，說「日本人竟然有這麼厲害的食物」。

若有人再怎麼調整都睡不好時，那可能是因爲低血壓所致。這可以參考其治療法，並且搭配實行梅乾療法效果會更好。

25 「聲音沙啞」時禁鹽

當在演講或在重要會議上做發表時，都希望自己的聲音能夠保持優美。若是不幸

「聲音沙啞」，可以利用一整天攝食像香蕉等營養價值高的水果而治癒。一天之中只吃水果，而且無論排便良否，都要藉灌腸來清除腸內糞便。然後溫敷喉嚨，戴上口罩使周邊的空氣暖和。

聲音沙啞，大都是因爲平時攝取過多鹽分所致。因此就必須去除體內的過剩鹽分。

先將一小粒的梅乾和同等分量的醬油，以及生薑汁放入杯中，充分攪拌後再加入三分之二杯的熱水。這是在泡澡後身體溫熱時飲用。必須儘量出汗，出汗後要仔細擦乾再睡覺。像這樣經過一晚之後就能夠痊癒。這種食物療法對於喉頭炎也有效。

26 藉飲食法消除口臭

談話時，最令人無法忍受的是「口臭」。口臭的原因很多，若是齒垢的問題，只需找牙醫就可以解決。

然而胃不好也是造成口臭的原因。當唾液分泌少時，胃酸分泌也會不足，這時若過食就會使胃逐漸衰弱。所以沒有食欲時，胡亂吃東西會傷胃，而導致口臭。爲了消除口臭，要中止吃零食，以愉快的心情享用三餐，並要注意吃八分飽的原則。

此外，缺乏青菜也會造成口臭。所以要飲用加入檸檬汁的青汁，而且副食中也要多補充青菜類。

27 這方法可以消除腹部膨脹感

對於上班族，尤其是營業人員而言，飯後腹部的膨脹感是最令他們頭痛的。腸內有氣體的積存，隨時都有膨脹感。雖然隨著腸內氣體的排出，會覺得較舒服。可是不久又脹起來了。那種「想排出卻又排不出」的感覺，眞的很難過。

我們依不同的引發原因，來探討其對策。

氣體的積存

產生氣體的理由有二：

一是和食物一起呑食下去的空氣所致。主要原因是因爲食物沒有充分咀嚼，而和食物一起呑下的空氣就積存在腸內。

然而食物所含的氧是不會造成問題，可是「呑下去的空氣」卻無法被身體吸收。對於胃健全的人而言，這可以藉打嗝將空氣排出，所以不用擔心。但是對於老人、胃下垂或胃擴張的人就會造成問題了。因此，食物要充分咀嚼，而且爲了幫助消化，飯後要飲用酸性強的像柑橘、臭橙、檸檬等果汁。

二是因爲食物腐敗而在腸內形成甲烷所致。然而最主要就是便秘。一般容易腐敗的食物有肉、魚、蛋。

不過只要有充分的澱粉質和食物纖維，就不會有不完全燃燒的產生，當然也不會有老廢物的積存問題。

若有症狀就必須禁食魚、肉、固態的脂肪（奶油、起士、豬油、牛油）。而且飯後要飲用一杯檸檬或柑橘等果汁。

腸部的脹痛

一般認爲是腸的疾病，其實不然。這是因爲受冷而消化活動無法充分進行，食物中的氧無法被吸收而積存在腸內所致。因此，必須要溫暖身體。

平時的飲食中的副食要減少，並需多攝取澱粉質和水。因爲若要提高體溫，就必須有氧和水，當然碳（澱粉質）也是不可或缺的。

28 消除「夏日懶散症」的方法

夏季，最容易感到疲倦是中元節過後的時期。炎熱的日照和熱帶的夜晚，使人的體力都耗盡，尤其夏季較少攝取蛋白質、脂肪，因此便會出現「夏日懶散」的症狀。

爲了預防，三餐必須攝取良質的蛋白質。例如像當季的玉米、毛豆和豆腐、納豆、起士、白肉魚嫩豆皮、大豆、麥麩。此外，如蝦、蟹、貝類等甲殼類，也是良質蛋白質的來源。

中暑和夏日懶散症不同，這也是夏季中令人困擾的症狀。

中暑是因爲體內缺乏水分所致。因此要多吃含多量澱粉質和水分的草莓、葡萄、蘋果等生鮮水果。此外，還要減少燉煮食物和脂肪的攝取和多吃飯。

29 長壽的秘訣是生菜和堅果

過去的「女人愚癡、男人自傲」是罵人的話（最近卻相反），而男性的自傲代表是金錢和精力。

只要努力就可以達成（？），這句話似乎很令人懷疑，或許金錢上可以，可是人的精力是會逐漸衰退的，一旦覺得精力減退，有的人就會認爲不可能再恢復活力而消沈不振。像這樣更是惡性循環，眞的就一蹶不起了。

對於這種人，可以嘗試以下的方法。

首先，每天早上飲用前述的蛋白汁，每天吃三個加甜醋的牡蠣。還有在半杯的柑橘類（柑橘、葡萄柚等）的果汁中，加洋蔥泥和蜂蜜各一小匙，每天早上飲用，這也很有效。

平時需要多攝取黑芝麻、核桃、花生等堅果類。每天吃幾粒（因人而異，普通是五～六粒），這樣也可以增強精力。

曾經聽過有人訪問一位年過九十歲，還是很活躍的演員，關於他的生活秘訣。他說，每天飲食中要攝取一大碗的生菜，以及樹的果實（堅果類）。聽到這報導後，我眞的感到很欣慰，因爲他正是自然食的實證。

一般國人都不重視堅果類，可是在歐美國家，他們幾乎每天都攝食。大家認爲元氣是來自肉、肝、鰻魚、鱉，可是這些食物只能夠提供暫時性的元氣，而無法維持人的體力。事實上，堅果類才是提供體力的最佳食物。

身體雖然不舒服卻又不得不工作，再加上缺乏食慾。這時我建議你可以將堅果類放在抽屜中，有空就拿出來吃補充體力。

交際應酬或持續參加宴會，會激遽的消耗體力。這時切記，要把堅果類、葡萄乾放在威士忌旁，因為它們是酒的良伴。還有要記住只挑沙拉吃。

30 這樣吃宵夜就不會胖

根據統計，國人吃宵夜的情形，四人中有一人。這之中包括嬰兒和老人。想必吃宵夜的人，上班族所佔的比例一定很高。像這樣一天四餐的生活型態，將成為國人的飲食生活模式了。

我曾經看過一個電視節目，他們進行一種令我很感興趣的實驗，就是「宵夜會胖嗎？」結論是「會！」

具體而言，人一小時所需的熱量，在用功學習狀態時需要六十五千卡，這等於二．五顆方糖的熱量。而走路狀態則需要一六二千卡，等於六．五顆方糖的熱量。

但是事實上宵夜所攝取的量，並不止於此。因此，熱量過剩而發胖。一般肥胖的原因是過食和宵夜。所以建議各位晚上過了十點以後就不要進食。可是有時過了十點還必須熬夜工作，或是因爲肚子餓而睡不著。這時要吃宵夜就必須符合以下三點：

①低熱量的食物。

②不會造成腸胃負擔的食物。

③避免脂肪，要攝取澱粉質的食物。

然而符合以上三點的最佳食物就是水果，近乎生鮮狀態的水果最適宜。

此外，日本人在除夕夜常吃的蕎麥麵，這是連重病患者都可以吃的有益消化的食品。所以可以當做宵夜來吃。若在半夜吃香蕉、柿、西瓜等甜的水果時，必須淋上檸檬汁來吃，否則會下痢。

31　午餐的最佳健康食品是蕎麥麵

早上睡到最後一分鐘，趕緊以咖啡或牛乳將土司吞下，解決早餐。擠上客滿的電車上班去。午餐吃過蕎麥麵，休息一會兒就繼續工作。

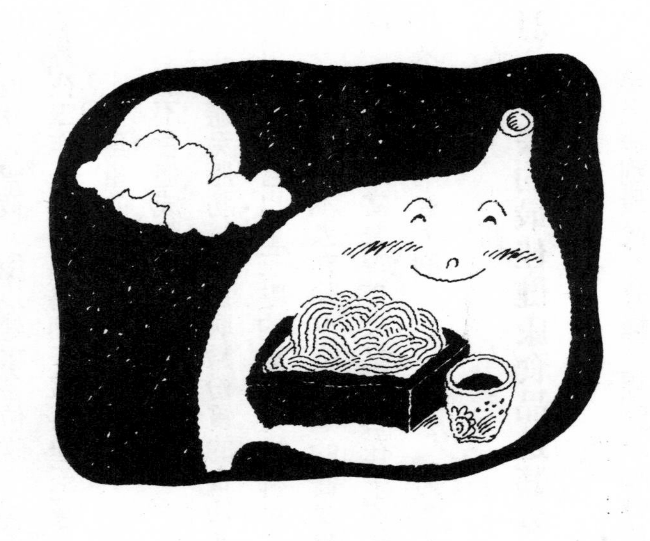

下午緊湊的工作，還必須加班，直到七點終於可以吃晚餐，大致上都是下酒菜。像這樣攝取一天的營養。大概上班族，大都是反覆進行這種的飲食生活。

事實上，這種飲食生活並沒有太大的問題，只是覺得水果、生菜的攝取稍嫌不足。餐也攝取土司等的澱粉質，咖啡屬於鹼性食品，當然若能夠添加自然水分和水果或沙拉，那就合格了。

只有一小時的午休時間，採行易消化的蕎麥麵當午餐是很恰當的。

若擔心營養不足的人，可以吃天婦羅的蕎麥麵，或是蛋糊蕎麥麵。由於蕎麥麵容易消化吸收，富含食物纖維，是最佳的健康食品。

因爲工作忙碌而晚餐稍晚，但是在餓的時候用餐，這正符合自然食的原則，所以並無妨。

問題在於下酒菜的內容，若吃的是燉煮食物，就必須再搭配加倍分量的生鮮食物。所以要多攝取堅果類、水果和生菜沙拉。

總之，外食較多，因此會造成上班族和他們的妻子的困擾。不過，這並不需要擔心，只要藉水果、生菜、堅果類的補充即可。這些都是自然食的代表，也是食物纖維的寶庫。

關於食物纖維的正體，目前還不清楚，不過最近的科學證明，它具有超強的能力，可以清掃腹內、消除便秘、降低膽固醇、防止心臟病、腦中風、大腸癌。

針對以上各種疾病的患者，以及健康者進行其飲食的調查，發現食物纖維的攝取量，有很大的差距。因而了解食物纖維的效果。

國人的三大死因是癌、心臟病和腦中風。這些都可以藉食物纖維而加以預防。所以要好好的利用。

富含多量食物纖維的食品，除了前述的食物之外，還有黑麥麵包、蒟蒻、牛蒡、羊栖菜等。此外，一般日式的飲食中，所含的食物纖維比洋式飲食多。

第3章

這樣吃可以完全復原

32 這種飲食法受壓力能夠創造承受壓力的身體

根據稍早日本勞動省針對一萬五千個上班族所進行的「勞動者的健康狀況調查」，發現認爲「自己是健康」的人佔八成，有「肩膀痛」、「腰痛」等自覺症狀的人，三人有二人（六二％）。

有「眼睛模糊、疲勞」的困擾者，幾乎佔半數，佔四二％，抱怨「便秘」、「下痢」的人佔二五％。此外，患「高血壓」、「胃腸病」等的人佔二成。

所以表面看來都很健康，結果發現幾乎都有問題。超過半數以上的人有「身心的疲勞會持續到隔天」，尤其以三十歲層、四十歲層位居管理職位的人最多。

所謂上班族的宿命就是「精神壓力」，幾乎半數以上佔五五％的人都有這個困擾。經常感到精神壓力者，將成爲「精神病」、「成人病」的預備軍。

輕微的症狀是重病的危險信號。所以必須儘早治療。此外，慢性症狀是長期飲食生活的結果，若只靠藥物是不夠的，必須改善體質才能夠根本治癒。

肩膀痠痛，是長期採取相同姿勢所致，但是其根本原因是來自酸性體質。平時以肉

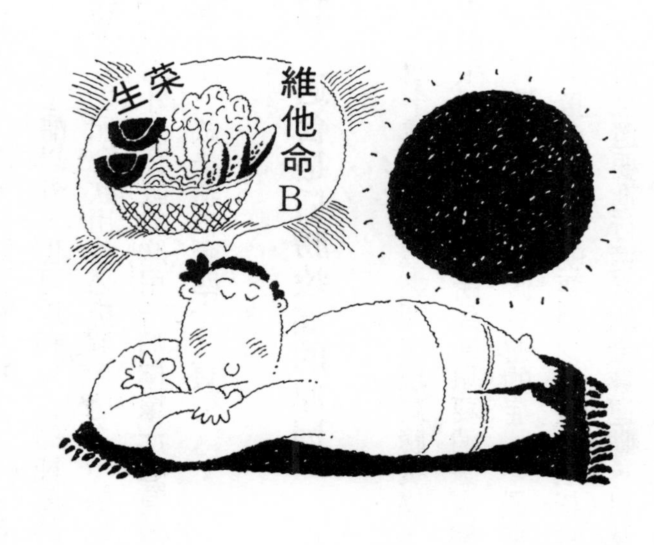

食爲主的人，或是經常收拾冰箱剩菜的主婦，比較容易罹患此症。

最近，大家飯吃得少而攝取較多的副食。這也是造成成人病的原因，雖然副食中富含蛋白質、脂肪、維他命等營養，可是一旦蛋白質、脂肪無法完全分解、燃燒時，就會在體內腐敗而形成不純物質積存在體內，這對身體有不良的影響。

爲了要使這些物質在體內燃燒，就必須攝取充分的澱粉質，例如飯等食物。若攝取不足，身體會呈現酸性體質的傾向，老廢物會積存在體內，血液中的尿酸升高，最後導致肩膀疫痛。

因此，容易有肩膀疫痛症狀的人，首先要使體質轉變爲弱鹼性。然而使用醋是最簡單、有效的自然食。因爲醋所含的檸檬酸是元氣的來源，即使健康的人也要充分的攝取。反之，討厭酸味食物的人，大都有肩膀痠痛的問題。

除了醋以外，也可以利用含高純度的檸檬酸而有良效的梅乾。對於梅乾所含的鹽分，可以配合飲用茶來排解。總之，梅乾要和茶一起攝取。

此外，晚飯前飲用一顆檸檬汁也有效。對於老年人，最值得推薦的是每天早上喝蛋白汁（做法請參照四十二頁）。

33 過食是肩膀痠痛的原因

四十歲到五十歲之間出現肩膀痠痛，這就是所謂的四十肩、五十肩，大都是因爲胃擴張而壓迫到神經所致。只要消除胃部擴張就能夠痊癒。

胃擴張是胃部過渡負擔的症狀。通常都是過食所致，其解決的方法是減食。若是覺得肩膀會痠痛，就要減少食量，並禁食動物性蛋白質和脂肪。

而且還要進行適當的全身運動，以及充分的睡眠和日光浴。

頸部痠痛是比肩膀痠痛嚴重。原因也是過食所致。這種人用餐時要喝自來水或果汁，還要進行適度的全身運動。此外，飯前吃水果，這樣可以防止過食，而且對營養的吸收也有幫助。

34 燉煮的食物會引發頭痛

原因不明的頭痛，大都與過緊的衣服、寢具，以及貧血有關。若是因過緊的衣服、寢具所致，隔天醒來時眼球有充血症狀。要判別充血或貧血時，可以觀察眼瞼內側，呈現紅色表充血，泛白則是貧血。

貧血所致的頭痛，大都是因爲消化不良或澱粉質分解不完全，以及澱粉質缺乏所致。總之，就是飯太少，而攝取過多的燉煮食物所致。

因此，要減少副食中的燉煮食物的分量、減爲飯的三分之一，而減少的分量則以生菜來補充。當然飯量要增加。而且要做日光浴，補充多含維他命B的食品。

充血所引起的頭痛，必須做適度的運動，改善體內的血液循環。當腦部疲勞消除，頭痛就會疏緩。還有要灌腸排便、攝取充分的睡眠。

頭痛，這種疼痛是令人無法忍受的，若想儘快消除，可以嘗試以下的方法。用餐

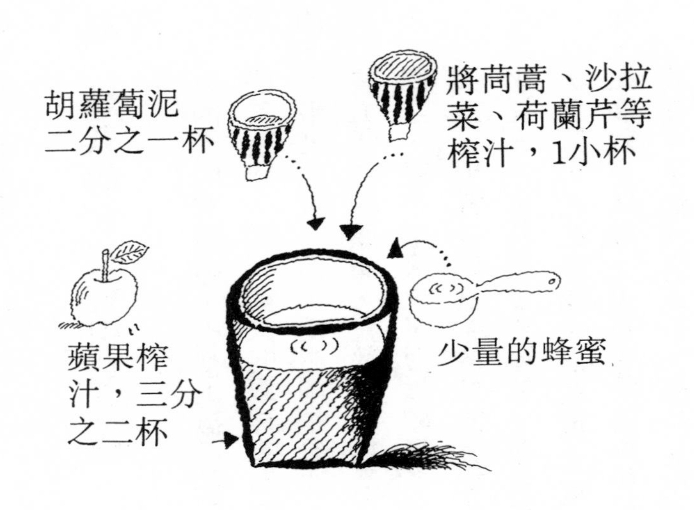

時要充分飲用果汁，避免攝取含纖維質的食物，要吃易消化的東西。多攝取澱粉質並減少鹽分的攝取。

將海藻類當成副食，也有效。

35 這種果汁對頭暈、起立性暈眩有特效

頭痛有時會伴隨頭暈、起立性暈眩的症狀。嚴重者還會嘔吐。原因是腦部血液不足，腦部缺血時，眼瞼泛白、指甲也會泛白。

大都是女性，尤其是一整天都坐著辦公的人，以及運動量較少的人最容易罹患。此外，因為食物不消化、婦女病、澱粉質不完全燃燒、荷爾蒙分泌失調等也是

造成的原因。

因此，必須保持安靜。晚餐時可以飲用適量（不醉的程度）的葡萄酒，充分攝取飯、麻糬等食物。早上和中午必須攝取富含維他命B的生菜和水果。晚餐可以吃一點梅乾。

此外，可以榨三分之二杯的蘋果汁，加一小杯的茼蒿、沙拉菜、荷蘭芹等菜汁，以及二分之一的胡蘿蔔泥和少量蜂蜜，調成果菜汁來飲用也有效。而且還要做日光浴和輕微的運動，以及充分的睡眠。

36　烤梅乾和蜂蜜可以治持續的下痢

下痢是因爲中毒、吃到不良的食物、受涼、慢性疾病所致。因此要依病因的不同做處理。若是急性的情狀，最重要的就是儘快將體內的老廢物排出。

首先灌腸，並將枕頭放低來睡。若有輕微發燒，也不可以冰敷頭部，使頭部受涼。排便後，可以將一粒梅乾放入杯中，加二小匙的醬油並加入六、七分的熱茶來喝。

這樣就可以疏緩發燒的症狀。若是下痢症狀仍未改善，可以嘗試以下的方法。將梅乾烤黑，配等量的砂糖或蜂蜜來吃。吃後可能會覺得喉嚨乾渴，但是要忍耐必須禁口。

由於治療時是空腹狀態，所以剛開始復食時，只能夠吃加入梅乾的粥或蘋果汁。必須等到完全痊癒後，才可以恢復正常的飲食。

37 牙痛時就用這方法

牙痛當然要看牙醫。萬一碰到醫院休息或半夜發作而無法上醫院時，可以嘗試以下的應急處置。

①蛀牙的疼痛

可以利用瀉藥或灌腸排便，然後用酒精或酒，仔細擦拭蛀牙部位，等到牙上水氣消失後，再用洋蔥泥塡塞蛀牙縫穴。

②牙齦、浮牙等的神經疼痛

直接冰敷患部，進行極度冷卻。持續一～二小時後，患部會因爲過度的冷卻而失去疼痛知覺，這時必須停下來，稍微休息之後再冰敷。若有化膿現象，要使膿完全排出。食物療法上，一方面中止飲食，而要榨洋蔥汁以水稀釋來漱口。此外，也可以直接飲用洋蔥泥汁也有效。或是在洋蔥泥中加少許的鹽，用來摩擦患部的牙齦，然後經過一會兒，再用煮過的茶水漱口。這也會有效。

38 鹽分過多引發偏頭痛

頭痛以女性爲多，尤其有偏頭痛傾向的人，大都是從事酷使神經的知性工作者。最近，女性逐漸走入社會，而罹患此症的人會逐漸增多。

症狀是頭的半邊出現好像頭快裂的疼痛，只要稍微移動頭就感到像被鐵鎚敲到般的疼痛，非常痛苦。嚴重時甚至會引發嘔吐。

其原因是鹽分過剩所致，或是身體某部位過分緊束而引發。因此要減少鹽分的攝取，並要充分攝取生菜、水果。藉生菜、水果攝取充分的氧，會產生很大的效用。此外，利用灌腸將體內的老廢物排出，也是很重要的。

過分合身的內衣褲也會導致偏頭痛。因此要馬上換上寬鬆的衣服，花一點時間，悠閒的泡澡，做頸後疏緩的旋轉運動和全身運動，藉以促進血液循環。最後還要做頭部按摩，先用植物油滲入毛髮做按摩，經過三十～四十分鐘以後，再以檸檬汁滲入髮根並做按摩，這樣就能夠治癒了。

39 飯前吃水果能夠治療胃弱

胃弱的人經常在別人睡覺的時間，像是凌晨到淸晨四點的這段時間，因爲某些原因而沒有上床睡覺。

這段時間若是沒睡，會造成胃的不適。我們所吃的蛋白質和脂肪，就是在睡覺的時候消化、吸收。若是沒睡，體內無法正常運作而造成失調，導致胃弱。

胃弱時，所吃的食物無法充分消化、吸收，因此會引發各種的身體障礙，甚至形成成人病。當然也會影響到其他的內臟器官。

因此，爲了健康就必須使胃健全。

胃弱的人，胃部經常呈現發炎狀態。因此，必須在飯前吃水果，這樣能夠使胃的狀態穩定。然後再用餐，那麼就可以毫無禁忌的享受食物的美味了。

40 胃潰瘍要喝蓮藕汁

有人說人有兩個腦。一個是頭部的腦，另一個是「胃」。當精神不安時而服用鎮定劑，它並不是對腦而是對胃產生作用。

精神壓力使胃酸分泌增加而引發疾病，這就是所謂的胃潰瘍。患病時有吐血情形時要保持絕對的安靜，並用冷毛巾冷敷患部，直到疼痛消失爲止。事後的七～八天要絕食。當覺得渴時或脈搏減少時，可以一小匙、一小匙的飲用蓮藕汁。大約三十分鐘喝十幾次的程度。

蓮藕含有天門冬氨酸、精氨酸、酪氨酸等氨基酸，有超群的止血效用，因此可以使症狀緩和。若到隔天其症狀未變，就採用飲用二小匙蓮藕汁，經過三十分鐘再飲用等量的蘋果汁，交互飲用的方法。

像這樣一天實行七次，共要喝十四次。持續實行一週左右，看情形就可以開始攝取流質的食物了。

41 胃擴張的初期就吃烤梅乾來防止

經常在不感到餓時就用餐的人，容易造成胃擴張。有的人因爲慾求不滿而藉吃東西來消除壓力，這種人幾乎是食物不離手的，因此很容易有胃擴張的症狀。

這是邁向胃腸疾病的第一步，不可以輕視而必須在患病的初期就儘快治癒。

關於其治療方法如下：

首先要空腹；充分感覺到空腹時，再將一粒去籽的烤梅乾放入碗內，加入三分之二碗的濃茶來喝。然後二小時之內都不吃東西。

如上述般，當每餐感到空腹時就照著做，不過茶的分量要逐漸減少。實行二、三天後，會因爲檸檬酸和碳的作用而產生效用。

42 注意肉食會造成胃的不適

餓，胃部會難過而胃部有沈重的不適感。飯後二～三小時，胃部疼痛有胃酸過多

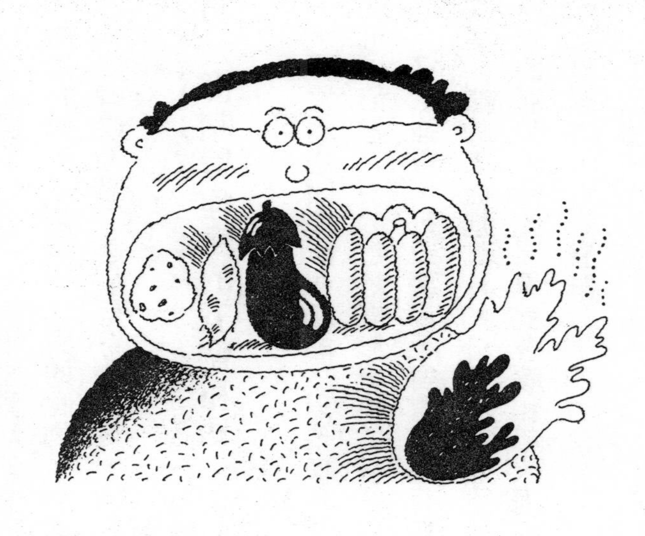

的情形。這種胃部不適是出現在胃到食道或咽喉之間，有灼熱感或痙攣。

胃酸過多，大都是身心過勞、神經興奮所致。治療的第一步，就是身心保持安靜，避免焦躁不安。儘量放輕鬆，甚至要忘掉胃酸過多的毛病。

關於食物療法，其重點是攝取芋頭、南瓜、茄子等澱粉質的食物，只攝取植物性脂肪而中止動物性脂肪。

蛋白質也一樣，只能夠吃植物性的豆類、豆腐、嫩豆皮、豆漿、麵等食物，並禁食魚、肉、蛋。

此外，水果、生菜、海藻類並無限制。必須注意砂糖的製品、辣椒、山葵、咖哩、鹽、醬油等食品，這些不可攝取過量。其他要禁止加熱水分如茶、咖啡、紅茶，以及湯汁多的料理。

胃酸過多的人，大都不喜歡酸的食物。其實酸的水果是鹼性食物，對於中和胃酸有極大的效用。若是不吃酸的食物，治癒的速度就會減慢。

疼痛或胃部不適都是胃酸所致，所以飯後要吃酸的水果。

43 抑制胃痙攣的五個秘法

胃痙攣是因寒冷而起的，只要使身體溫暖就可以治癒。不過，這並不是只吃熱食就可以治好。由於這是屬於胃部的神經痛。因此，增強胃的活動機能也很重要。

爲了強胃，每天要用手對胃部進行四十分鐘的壓迫性按摩。此外，必須飲用苦的當藥、熊膽來促進膽汁的分泌，並增進胃的活動。由於苦味可以刺激胃神經，藉以促進胃的活動。因此，胃就會暖和起來而痊癒。

痙攣時，可以嘗試以下的方法。

①飲用一小杯苦的茶。

②飲用加入梅乾的苦茶。

③煎煮一小杯當藥來喝。
④將紅豆般大的熊膽泡溫水來喝。
⑤飲用一小杯溫熱過的日本酒（有潰瘍的人要避免使用）。

44 胃下垂的人要徹底採行自然水分

女性罹患胃下垂的比例高，這些女性外表都很苗條，其實其本人卻是受到很大的折磨，甚至有不少女性因而影響到生育。

通常這些人飯後會感到不適，並有下痢、便秘、貧血、沒有眞正的空腹感等煩惱。吃東西並無飽的感覺，因此會有過食和飯後不適的情形。

此外，胃下垂的人其精神活動低落，大都缺乏理解力、判斷力、分析力、創造力。喜、怒、哀、樂的情緒表現很明顯，並且有好惡分明的個性。雖然缺乏持續力和耐性，但是對某些事物卻會很囉嗦。總之，這種人是打從心裡無法愉快生活的人。因此而影響到夫妻關係，一般其婚姻倦怠期的出現比別人早，對性不感興趣，有時會有性的冷感症。

不過，胃下垂並不是病，這是所謂的胃弱的生理現象。當體內缺乏水分時，不只是唾液、胃液，甚至肝都會因而無法充分的分泌酵素。這時即使吃下不少營養的食物，也無法消化、吸收，終於導致營養不良。

胃下垂的人，其胃下垂到肚臍以下七公分處，所以其小腸的運作也會受影響。因此要先使食物能夠被吸收而必須先增強小腸機能。小腸健全之後，很自然的胃也會健全，而胃下垂就能夠痊癒。

所以對於體內不足的水分，要藉經常攝取自然水分來補充。生菜、水果中富含自然水分，能夠溫暖身體，使唾液、胃酸能夠充分的分泌，胃下垂就能夠好轉。

具體而言，就是要能夠遵守以下的事項。

餓的時候才用餐，攝食重點是吃生鮮食物。當然要細嚼慢嚥，讓食物含有充分的唾液和氧才可以送入胃中消化。

其次是飯後一小時後，要仰臥並用手掌對腹部做由下往上的輕微按摩，從體表來幫助胃的運動。此外，還要實行不會使自己疲累的輕微運動和日光浴。

最後是中止加熱水分（咖啡、紅茶、味噌湯等）的攝取，而以豆漿或酸乳酪來取代。料理時要避免使用油，若必要時可以用植物油。

45 湯汁過多的料理使腰痛無法痊癒

腰痛是中老年人的特有疾病。上班族之中幾乎三人中有二人有這種困擾。腰痛原因，幾乎都是來自腸的問題。腰和腸有密切的關係。年齡增加而腸會逐漸的衰弱，導致腰痛。一般年輕人很少有腰痛的困擾，若出現腰痛，可見其腸的不良狀況是相當嚴重。即使有人說「我有腰痛，但是腸很好啊」，這是因為他本人沒有自覺罷了。一般容易下痢、有不消化便或排便次數多、便秘症狀的人，大都會腰痛。反之，雖然目前並無腰痛，但是有腸疾的人，將來出現腰痛的可能性很高。所以必須儘早治療。

腸弱的根源是牙齒不良而無法充分咀嚼食物，或是因為攝食會造成胃部負擔的飲食所致，因此要留意。此外，也會因為淋病、婦女病而導致腸弱，當然這種情形必須先治好這些疾病不可。

除了性病所致的腸弱之外，一般都可藉著以下的方法而治癒。

首先是攝食湯汁少的料理，中止加熱水分所調製的味噌湯和飯後的湯、茶等。食物必須充分咀嚼混合充分唾液後才吞入胃。若是牙齒不良無法充分咀嚼時，可以將生菜切碎，混合充分唾液的吞食。每天的生活要規律，並做適度的運動，注意不可過食。

46 強化肝臟可以促進腦的活化

所謂的「不確實性的時代」似乎逐漸的逼近了，現代社會的複雜化和變化的加速，造成現代人的「不安」心理。

很奇怪的，在貧窮的時代是不會有「心的疾病」，可是愈富裕、愈是飽食的時代，這種心的疾病卻是愈增加。具有超越壓力的強韌生命力，並無法保證就能夠戰勝心病。反之，這正是陷入精神衰弱症的陷阱。

精神衰弱症是春初較易發病的近代疾病。育常會有焦慮、不安、失眠、興奮、恐怖心、杞人憂天等症狀。

罹患這種病時，體內肝臟衰弱而失去保溫作用，身體因而發冷導致腸弱。因此，澱粉質的吸收不良，一旦供給腦部活動的澱粉質減少，腦的活動就會變得遲鈍，因而

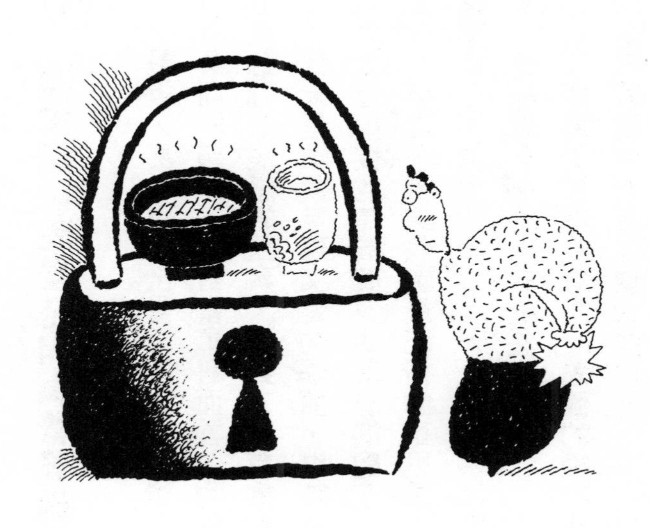

導致缺乏理解力、判斷力。

據說嗜酒者較少罹患精神衰弱，我認為這與充分攝取澱粉質有關係。不過，有些人可能會認為酒本來就會使人變得開朗，而有這種看法。

總之，若要治癒就要先強肝。為了強肝必須減少脂肪並充分攝取澱粉質，以及蝦、蟹、貝類等甲殼類和水果。

此外，精神衰弱者大都有失眠症狀，平時飲食中不重視澱粉質、水果和厭惡生食，偏好燉煮食物或加熱水分。因此容易有失眠症狀。所以，這種人的三餐，要以生食（水果、蔬菜、甲殼類）和澱粉質為重點。一般晚餐的分量較重，現在必須以清淡的料理來取代。睡前飲用加入二小匙蜂蜜的半杯柑橘類果汁，可以幫助入睡。

47 頭皮屑、脫髮是因為營養過剩

最近，男性爲了全身美容也會不惜花大錢。年紀輕輕就禿頭，在初次見面時會給人有負面的印象，這對當事者而言，的確是很痛苦的事。尤其是上班族是無法莫視會造成對方不快感的因素，這對工作有重大的影響，所以無法等閒視之的。

秋天是頭髮新舊交替的季節，這時脫髮是正常現象。不過，與季節無關的脫髮，出現大量掉髮的情形時，這就有問題了。

一年之中新陳代謝最旺盛的是夏季。這時體內機能活躍，尤其是水的代謝活化，長期積存在體內的水分，在這時全部排出，藉此內臟得以調整而準備迎接秋天的到來。這是夏季身體的自然機能作用。

若是爲了想增強體力而勉強的攝取脂肪或營養，卻會造成末梢血管的阻塞，導致代謝障礙而有大量脫髮的情形。

此外，由於過度擔心脫髮而減少洗髮的次數，反而會因爲頭髮不潔而脫髮情形更

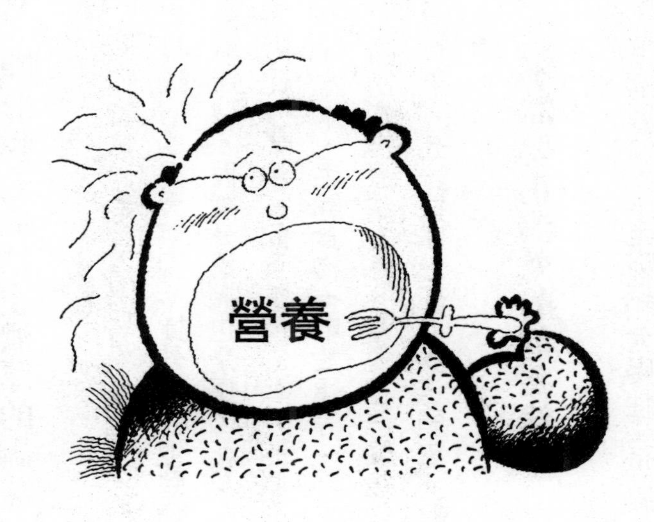

嚴重。若想減少脫髮則必須減少頭皮屑的產生。頭皮屑大都是過食所致，體內營養過剩而內分泌腺的作用活躍，這時就以頭皮屑的型態排出。

總之，異常的脫髮、頭皮屑的原因是過剩的蛋白質、脂肪等所致。

以前的人常說，仙人、窮人沒有禿頭的，或許就是這個原因吧。營養的吸收率是因人而異的。即使澱粉對人有利，也不可以攝取過多，因爲澱粉質也會成爲中性脂肪而導致脫髮。

此外，肥胖者一旦出現脫髮，頭髮會很快的全部掉光。所以爲了防止脫髮，必須努力減少頭皮屑，避免攝食油膩的料理。

48 圓形脫毛症禁止濃厚的調味

對於圓形脫毛症者而言，精神上的壓力也是致病的重大原因。此外，其他致病的原因，大致和一般的脫毛症一樣，就是營養過剩所致。而鹽分過剩也是原因。

因此，要注意飲食需堅守八分飽原則，中止蛋白質和脂肪的攝取，飲食內容要以生菜、水果、生鮮食物（甲殼類等）爲主，調味必須清淡。而需經常空腹。

除了食物療法之外，還要在洗髮後，經常用以水稀釋的檸檬汁加二～三滴橄欖油的混合液，充分按摩患部並滲透頭皮。此外，要避免肉體的疲勞。

49 不需要止瀉藥的飲食法

下痢又分爲小腸性和大腸性，小腸性的下痢是水溶性的，而大腸性的下痢是泥性。兩者的根本原因都是便秘和身體受寒。因此飲食重點就是攝取氧、氫、碳。若缺一種就會引發下痢。所以要吃生鮮食物，因爲燉煮的食物缺乏酵素，會造成體內新陳代謝不良而身體變冷，攝取的食物無法充分被消化。

這時需特別注意，就是不可使用止瀉藥。由於這種藥有使蛋白質凝固的作用，而使糞便變硬、阻塞肛門。所以使用止瀉藥之後，會有不快感其原因在此。

下痢時，藉著以下的食物療法就可以治癒。首先要充分攝取澱粉質的食物，效果依序是糯糬、土司、飯。

其次要中止加熱水分，尤其是含有鹽分的味噌湯對身體有害。必須攝取富含自然水分的生菜或水果，儘量避免攝食有湯汁的燉煮的食物。豆腐要先瀝乾水分才作料理。並且要暫時中止油炸物、肉、魚的攝取。此外，小腸性下痢者，必須暫時中止含有纖維的堅果類和蔬菜。除了以上的事項之外，日光浴也是重要的治療法。

以下將詳細介紹，不同症狀的處理方法。

①中毒性的下痢

身體爲了淡化有害物質，會分泌水分而形成下痢。這時要灌腸，然後躺下來並熱敷腹部。

②無痛的下痢

原因是消化不良。必須中止肉、魚、奶油、起士、牛奶等食物。並且要用日式甜點「最中」的紅豆餡二個，配濃茶吃就可以治癒。不過，日式甜點「汁粉」、「羊羹」是不會產生效果的。

③疼痛的下痢

這時用瀉藥也無妨。或是灌腸使腸內的不純物質排出。然後喝一杯加入一小匙抹茶的水。或是將烤梅乾與等量蜂蜜配濃茶來吃，也會有效。

④只發生在早上的下痢

這是澱粉質和水分不足所致。要中止脂肪的攝取，副食減少爲飯的一半，並以生菜來補充。

⑤生食所致的下痢

交互飲用只加砂糖的咖啡和水，使胃暖和。當然食量要減少。

⑥牛奶所致的下痢

喝牛奶會下痢的人，大都是過敏體質者。胃酸太少而牛奶無法充分的被消化所致。這種人可以在牛奶中添加檸檬汁，使牛奶中的蛋白質凝固，這樣就比較容易消化而不會下痢。

50 持續攝取加熱水分會導致便秘

便秘，是食物所剩的殘渣形成老廢物或不純物質，阻塞腸的狀態，若置之不理會成爲重大疾病的原因。因此，不可以忽視而要儘早治癒。

便秘是引發肝、腎等成人病，以及頭痛、肩膀痠痛的原因。

無論是便秘或下痢，都是腸機能異常時的症狀。腸內細胞健全、有活吸時，即使有害物質侵入也不會被吸收。反之，當腸衰弱時就會吸收毒物，因而身體會出現各種的障礙，其中之一就是便秘。

腸細胞的機能衰弱，身體會變冷，因此很容易有便秘或下痢症狀。所以要注意身體的保暖，必須攝取容易在體內燃燒的物質。

身體保暖的必要要素，就是所謂的維持生命的三要素：深呼吸時所吸取的氧、飲水攝取其中的氫、和澱粉質富含的碳。這三要素攝取充足則身體就溫暖。若是飲食上能夠兼顧之，那麼無論便秘、甚至也能夠與慢性痛、成人病絕緣。

因此，早餐要攝食飯、糯糬、土司等充分的澱粉質，以及水果、生菜，藉以攝取其自然水分和酵素。然後要在早晨溫暖的陽光下散步做日光浴。

此外，要避免像咖啡、茶等的加熱水分，因爲加熱水分無法停留在體內而會馬上排出。而且其中所含的氧太少，在體內會吸收體內的酵素，使新陳代謝惡化導致身體變冷。所以要儘量避免攝取加熱水分。

三餐儘可能吃生鮮食物。便秘是因爲酵素作用不良所致。由於這種酵素是無法以人工方法製造的，它只存在於生鮮的自然食物之中，所以要多吃生鮮食物。

嚴重的便秘，有時甚至五天、一週都無法排便，這實在很危險。所以必須一點、一點的排便，在固定時間實行灌腸。

想要排便順暢，請務必嚴守以下事項：

①早上起床，要立刻喝自來水或加入抹茶的水。
②用熱水沖泡昆布汁粉，要隔天實行飲用。
③攝食加熱過的食物要充分咀嚼。
④用餐時，儘可能少飲用味噌湯等加熱水分。
⑤儘可能多吃根菜類等纖維多的食物。
⑥多攝取酸味的食物，如檸檬等。

⑦指壓腹部、腰椎、尾椎。

51 青汁可以根本改變過敏體質

過敏的字源，據說是出自西方醫學之父希波克拉提斯的著作中，意思是「非普通的異常反應」。人或自然界的動物，當攝入與自己身體不符的成分時，會產生拒絕反應，也就是過敏。

過敏的人，其體質與一般人有些微的不同，不過這並不是生病。所不同之處是其體質有強酸性的傾向，呈現酸性中毒的症狀。健康人是弱鹼性。

然而因酸性度的程度有個別差異，症狀也有差別。血液呈酸性，身體爲了中和而體內的鈣會被消耗。因而皮膚機能變弱，一有些許的變化，身體就會出現過敏反應。

例如吃少量的酸性食物，也會因而產生過剩反應、中毒、下痢、濕疹等現象。此外，即使稍微吹風也會引發皮膚炎。

現在的醫療雖然可以暫時醫治過敏體質，但是卻無法根治或改變其體質。要改變體質，當然必須採行最有效的食物療法。首先，要限制會使血液酸化的油類、砂糖的攝取，並且要多攝取鈣來中和血液。

牙齒不良的人，大都是過敏體質的人，這種人可以說是過敏的預備軍。由於牙齒不好而食物的消化不良，導致腸胃虛弱。結果身體缺乏抵抗力形成過敏體質。

根本治療是改善過敏體質，因此這種人要有心理準備，這需要花一點時間的，對於日常飲食上要遵守以下幾點：

首先，早餐禁食肉、魚，其他如奶油、植物性奶油、美乃滋等含油食品也要禁用。吃麵包時，可以採用黑芝麻、花生、核桃粉等來取代奶油。牛奶要喝冷的。多攝取富含鈣的昆布、海帶、海苔等海藻類。

晚餐避免攝取動物性蛋白質，而以豆類或其加工品爲重點。此外，可以吃牡蠣、蟹、蝦、烏賊等甲殼類。當然不可以忘掉鈣質的攝取。

最重要的是一定要吃青菜。由於鈣無法單獨的被身體吸收，它必須借助青菜中所含的維他命K，才能夠被吸收進而消除體內中毒狀態，使血液中和。當然也可以飲用青汁來取代青菜的攝取。

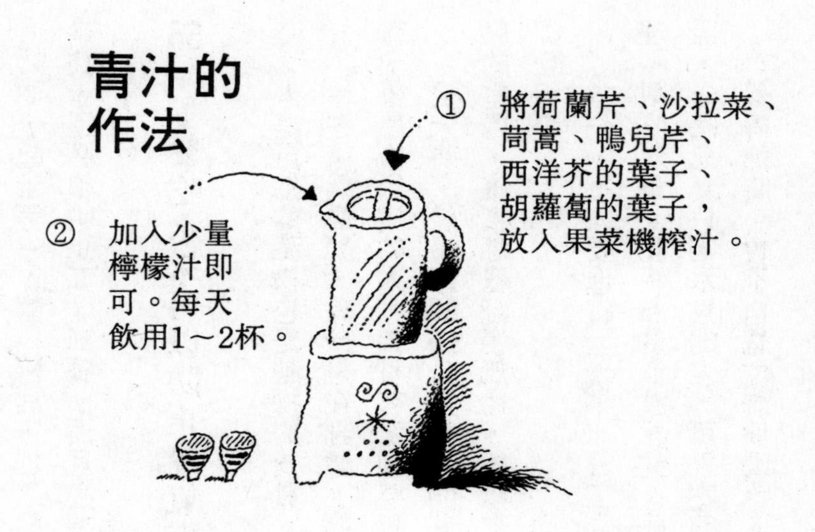

青汁的做法

利用果菜機將荷蘭芹、沙拉菜、茼蒿、鴨兒芹、芥菜葉、胡蘿蔔葉等榨汁，再加入少量的檸檬汁來飲用。每天喝一～二小杯。由於營養豐富，若是大量飲用可能會減少食慾。

52　上等的抹茶是蕁麻疹的特效藥

用餐時突然出現蕁麻疹，這時先用十五～二十公克的甘油灌腸、排便，然後在一小杯水中調入一小匙的上等抹茶來喝，這樣症狀就會馬上消除。

不過，雖然蕁麻疹消除了，但是並不意味痊癒。因此事後對於含脂肪的食物

（奶油、起士等）、鹽、醬油、加工品（臘腸、火腿、油豆腐等）、魚、肉、蛋等的攝食，還必須中止二、三餐。而且必須攝取富含鈣質的食物。

53 午餐吃水果可以防止冷氣病

人是自然的產物也是動物的一員。所以暑夏流汗是最適宜的。有一位醫生曾經這樣形容，事實上罹患冷氣病的人，待在冷氣房間，等於是在身體上纏上濕的布一樣。確實有這種感覺。

夏天時，幾乎每間辦公室都是開著冷氣。對於上班族而言，自炎熱的戶外走入涼爽的室內，確實感覺舒暢無比，所以實在是離不開冷氣。因此，必須要懂得與冷空氣和睦相處。

首先，每天要進行二次十～三十分鐘的日光浴。午餐禁止使用加熱水處理的料理，只吃水果。和平時的飲食相比，雖然營養欠缺一些，不過這在夏天時不會造成大礙。無法忍受只吃水果的人，可以吃蕎麥麵或三明治。

覺得熱時，會不自覺地想要喝水。不過，在冷氣房的時間，不能夠喝咖啡、紅茶等加熱水處理的東西，可以喝自來水。

54 對耳疾有效的飲食法

耳朵具有聽覺作用，同時是掌管人體平衡的重要器官。耳朵罹患疾病，多半是錯誤的飲食生活所致。

平時攝取過多的鹽分導致水分的循環不良時，會出現年輕就重聽的傾向。此外，脂肪攝取過剩，也會使水分循環停滯。因此，爲了預防耳疾，必須控制鹽分、脂肪的攝取。

以下依症狀的不同來探討治療的方法。

①中耳的疾病

耳疾中以中耳炎最爲常見，又分急性與慢性兩種。中耳炎的原因，在於鹽分的攝取過剩。引發中耳炎的病菌，都是屬於嗜鹽菌，所以要注意減鹽，並且多攝取酸（酸的食品）、醋，藉此能夠改善體質。這是治療的重點。飯後可用加入抹茶粉的茶水來漱口。

②耳蝸(聽覺器官)的疾病

有重聽、耳鳴等症狀,一般都是體內脂肪的積存,造成水分的循環停滯所致。爲了讓肝臟得到休息,必須要中止酒精、香辛料的攝取,並且要擁有充足的睡眠。此外,還要多攝取苦味的食物,以及充足的自然水分。

③半規管(平衡感覺器官)的疾病

造成這種疾病的主要原因,是生鮮食品的攝取不足所致。此外,像生活不規律,飲食、工作、睡眠時間失調及生理時鐘崩潰等,也都是重要的原因。這些原因也都意味著精神疾病,因此必須注意精神上的安定,做好自我管理。最重要的是,應該要從規律的生活著手。

④老人性重聽

這不是疾病,大都是因爲動脈硬化所致。所以,只要實行食物療法,就能夠加以改善。首先要補充維他命,注意維他命B、C、K的補充,多攝取生菜和柑橘類。同時口味要求清淡一些,例如清淡的昆布高湯,就是很好的食物。

55 視力不良可能是澱粉不足

由眼睛的位置，可以發覺它與腦密切的關係。眼睛不適時，或許不是眼疾，而是腦的疲勞所造成的。

眼睛因為陽光而得到營養，就如同植物行光合作用一般。眼睛藉由太陽光的幫助，得以發揮消耗澱粉的作用。所以在太陽光下用眼，是不會有問題的。

反之，太陽下山後，盡量不要用眼。

隨著太陽起床，對於眼睛的健康會有益處。

眼疾是澱粉不足所致。由於澱粉質所產生的肝澱粉減少，造成睡眠不足，導致視力低落。

澱粉質所形成的肝澱粉，是由肝臟分泌。因此必須活化肝機能。為了調整肝臟，必須攝取澱粉質，維他命A、B、C，以及堅果類等藉以取代脂肪的攝取。兩餐之間若能夠飲用水或番茄汁，更能提高效果。

56 痔瘡必須實行的六點

「痔」這一個字可以分解成「寺」和「病」。它被解釋爲「會走入寺廟的不治之症」，總之，就是一直到死都無法治癒的病。因此自古以來，它就是令人嫌惡的病症。現在國人五人之中就有一人有痔瘡的困擾。一般必須經常持續坐著工作的人和生活不規律的酸性體質的人，比較容易罹患痔瘡。

我們都認爲吃下去的食物，會在胃中混合、分解，再運送到腸。其實不然，吃下到胃部的食物，會依吃下去的順序，依序分解並送到腸。因此，偏食酸性的食物，會因爲老廢物而造成肛門發炎，導致痔瘡。所以，飲食上酸性和鹼性的食物要能夠均衡的攝取。

痔瘡的治療上，首先要有規律的生活，注意日常飲食，使體質改變爲弱鹼性，藉此治癒慢性的痔瘡。

而且還要遵守以下幾點，改善通便。

①儘可能細嚼慢嚥。食物要仔細咀嚼，並混合充分的唾液，成爲流動食後再送入

胃，以助消化。

②爲了增加胃腸的消化力，用餐時要多攝取自然水分和果汁，並且減少茶、湯汁等需加熱水處理的食物。此外，要積極攝取煮甘藷或馬鈴薯這種必須有充分唾液才能夠吞下的食物。

③飯內混入黑芝麻粉，能夠提升鹼性。不過，攝取過多的黑芝麻會造成頭暈。因此，在開始實行的五天內，一次加入五分之四大匙，其後的五天，每次加三分之二大匙，之後，再減爲二分之一大匙，逐漸地減量。

④每天進行四十分鐘的肛門運動，亦即反覆進行肛門周邊肌肉的緊縮與放鬆動作。這個動作可以在車上、椅子上進行，甚至躺著時也可以進行。可以配合自己的生活形態來做。

⑤中止攝取酸性較強的動物性食品，以及煙、酒等刺激性食品，還有鹽分。

⑥痔瘡疼痛時，可用脫脂棉裹在手指上，沾取茄子泥的的黑色汁液，伸入肛門內塗抹患部，一天擦二～三次，經過三～四天以後就能夠痊癒。要使用每天製作的新鮮茄子汁才能夠見效。

除了上述六點以外，還要調整日常生活的形態，避免暴飲暴食和熬夜。此外，長時間乘坐交通工具或站立，都會導致症狀惡化。

57 醋對香港脚有效

罹患香港腳的上班族，頗令人同情。如果在上班時間發作，那就只好強忍痛苦了。因爲除了在家以外，根本沒有脫下鞋子與襪子的機會。由於難以根治，因此大多數的人都宣告放棄。

一般而言，酸性體質或沒有每天沐浴的人，比較容易罹患香港腳。因此在食物方面要盡量攝取鹼性食品，使體質變爲鹼性。而且每天要勤於沐浴。如果不便每天洗澡，至少也要每天洗腳，這樣才能夠奏效。

其次，必須實行以下數點。首先備妥能夠充分泡腳的容器，加入煮沸過的熱醋泡腳，醋必須蓋過腳。直到醋變冷爲止。

此外，也盡量用醋來調理食物，經由內外夾攻，不消幾天，就能夠治癒香港腳了。

第4章

吃法不同的效果也不一樣

58 使飯更美味的炊煮法

男性在遇到出差、妻子不在家或離婚時，往往需要親自「下廚」。若是平常就擁有「料理能力」，就不必畏懼太太突如其來的『自立』宣言了。因此要趁早學會榊式自然食的美味與正確料理法。

爲了做出美味的飯來，在按下電鍋開關的一個小時之前就要洗米。如果沒有充裕的時間事先洗米，那麼不妨在按下開關前，加入些許的日本清酒，這樣煮出來的飯會很鬆軟。

覺得洗米很麻煩的人，可以將米倒入濾網內，再放在水龍頭下沖水，等到白濁的水變清澈時即可。

有貧血或手腳冰冷的人，可以混入糯米來炊煮。此外，煮鹹飯時，可加入一些清酒，分量是水或湯汁的五分之一。如此能夠煮出美味爽口的飯來。平時吃黑輪所附的茶飯（櫻花飯），是利用稀釋過的黑輪湯汁所煮出來的鹹飯，非常可口而且稍帶有甘味。

一般剩飯不要一直放在鍋內「保溫」，最好在飯前一小時才按下「保溫」開關，這樣就能夠熱飯。

59 味噌湯也可以這樣下工夫

味噌湯是使用加熱水分，因此只適合健康人吃。要做美味的味噌湯，最重要的就是湯頭。

關於湯中加入的材料，有的是一開始就加入水中煮，像馬鈴薯等，而有些則是在水沸騰後才加進去的。一般而言生長在土內的作物，是一開始就加進去煮，而長在土上的作物是水沸騰後再加進去。

味噌必須先放在其他的容器，加入少量的湯汁先溶化。當鍋中湯汁煮到一半時，加入半量的味噌，剩下的一半到最後加入並關火。這樣味噌才不會喪失其風味，而能夠做出香美的味噌湯。

日式清香湯的作法，先將秦椒芽、嫩薑等切成薄片，再加在煮好的味噌湯上，每碗大約加二～三片。

此外，添加細切的生菜，會使味噌湯變得多彩而更富變化。也可以更換味噌的種類，甚至混合二種以上的味噌，使其風味更具特色。

若想使色、香、味富於變化，可以這樣下工夫。

①加番茄醬。

②加牛奶。

③將煮過的菠菜磨碎。

④將蒸過的胡蘿蔔、南瓜磨碎。

⑤將煮過的豌豆磨碎。

⑥煮貝類只取其湯汁。

⑦將蝦、蟹、貝類的肉取下切碎。

⑧加入少量的抹茶。

⑨混入磨碎的酒糟、豆腐、酒釀等。

⑩加入磨碎的水果。這時使用白味噌。可以加入草莓、香蕉、蘋果、乾的柿子等水果，再撒上白芝麻粉。

⑪夏天可以加洋菜粉做成味噌凍。

⑫加咖哩或辣椒粉。

60 生菜沙拉醬的作法

自然食中生菜佔的分量非常大。對於當季的蔬菜下一點工夫，就可以享受生菜的美味。若是討厭生食者，可以併用煮過的食物，或是加入炒飯中來吃。由少量攝取開始，逐漸的就能夠習慣生食。

吃生菜的訣竅，就是要將菜切成大塊，或是用手撕，這樣才不會使菜中的酵素流失。

生病時，有時可以將菜切細些，或用刀柄將菜拍碎，甚至於磨碎來攝取。此外，有時依情況不同，有的生菜要榨汁攝取。

美味的生菜沙拉其重點在於沙拉醬。以下將介紹簡單美味的沙拉醬作法。

①**甜醋**：米酒加昆布汁粉、醋、鹽混合，量可以依自己的喜好增減。罹患成人病的人要用燒烤用味噌，然後再加入少量的檸檬汁或柑橘汁和蜂蜜、鹽。冬天時也可以榨一點甜橘汁調味。

②**二杯醋**：檸檬汁中加入適量的醬油和湯汁，分量依自己的喜好增減。

③**三杯醋**：將二分之一杯的醋或檸檬汁，以及一．五大匙的湯汁和一大匙的醬油混合。放入鍋中加入砂糖煮沸關火，等到涼了就可使用。

④**法式沙拉醬**（法式醬汁）：這與一般的法式沙拉醬不一樣，因爲其中所含的油量比較少。植物油是檸檬汁的五分之一～四分之一（芝麻油、橄欖油含亞麻仁油酸，經常被拿來做沙拉醬），再加少量的鹽，充分搖動混合即可。也可以依自己的喜好，加入酸乳酪、番茄醬、蠔油醬、大蒜汁、洋蔥汁、荷蘭芹、芹菜汁、葡萄酒、梅子酒、黑芝麻、核桃或花生粉末、果汁或香辛料等。

⑤**美乃滋**：只需要將市售的美乃滋，加入幾滴的檸檬汁，或是少量的蜂蜜、植物油、醬油，就可以使原有的美乃滋的風味更提升。若是再加入磨碎的草莓、香蕉、杏子等水果，或是胡蘿蔔、荷蘭芹、泡菜等生菜，再撒上黑芝麻、核桃、花生的粉末，並混入碎起士、碎梅肉等，會讓你的沙拉變得更豪華。

⑥**油醬油**：醬油中混入少量的植物油和適量的湯汁即可。這是最適合生食茼蒿菜時使用。

⑦**醋味噌**：是用檸檬汁和甜味噌調製的，若是再加入辣椒，會讓口味更刺激爽

口。

⑧**燒烤味噌**（拌味噌）：將紅、白味噌各半，以及少量的植物油放入鍋中炒。然後加入與鍋中味噌同量的砂糖，以及少量湯汁攪拌，不可以燒焦。注意火不可以太強，否則味噌醬會變硬。這種拌味噌可以長期保存，因此可以多做一些貯存起來。每次做料理時，可以拿出一點用檸檬汁或湯汁調溶後淋在生菜上來吃。

61 常吃洋蔥可以使新陳代謝旺盛

洋蔥盛產的季節時，幾乎家中就會洋溢者那種特殊的刺鼻香味。那是因爲洋蔥所含的硫化丙烯基所致，這成分可以改善體內維他命 B_1 的吸收，促進新陳代謝，是非常重要的營養分。對於以米食爲主，尤其容易有維他命 B_1 不足的國人而言，它是飲食生活中不可或缺的食物。此外，因爲能夠改善血液循環，對於容易感冒的人來說，這是值得推薦的食物。

①**加二杯醋**

將洋蔥切成薄片，淋上檸檬汁、醬油、少量蜂蜜混合的醬汁，再撒上鯉魚片、青海苔或黑芝麻。

②**拌酸乳酪**　酸乳酪中加入切碎的杏子乾，過一會兒再拌勻，然後再加入梅肉拌勻。也可以加入切碎的洋蔥、小黃瓜、山芋，或是海帶、蝦、蟹等食物。

62 青椒有增血作用

青椒是栽培蔬菜中的代表，夏季盛產時期，是維他命含量最多的蔬菜。尤其含有豐富的維他命A、C，這些都能夠增強身體的抵抗力，對於防止夏日懶散以及消除疲勞方面，有很大的效用。此外，也含有鈣、鐵等無機質，這些成分具有增血作用，同時也能夠中和魚、肉的毒素。

青椒中所含的成分，多半耐熱，可以加切碎的洋蔥來炒蛋，或是用來炒飯。不過，考慮到維他命流失的問題時，最好還是生吃。紅、黃色的青椒沒有苦味，很適合生食。

63 番茄可以作為病人食

盛產時節的番茄，富含胡蘿蔔素，維他命C、B及谷氨酸、檸檬酸具有利尿作用。容易攝取，即使病人也可以生食。

①番茄加淡雪

切成大塊的番茄淋上檸檬汁，再加上以蛋白和少量糖打成的泡沫蛋白，冰涼後可以當成甜點食用。

②加三杯醋

將番茄圓切成厚片，加上切碎的腰果或核桃，以及剁碎的胡蔥、土當歸等，最後再加上三杯醋。如果再加上少量的黑芝麻油，味道更佳。

64 小黃瓜最好整條啃食

小黃瓜含有豐富的維他命C，具有美肌效果。新鮮的小黃瓜生吃時，能夠攝取其中的氧，味道清爽。

①清脆小黃瓜

切成大塊的小黃瓜浸泡檸檬汁片刻後切盤，味道鮮美，營養豐富，是夏天的清涼食品。如果再加上拌味噌，撒一點青海苔、黑芝麻或花生粉，更能夠提升美味，成爲最好的下酒菜。

②綠色小黃瓜泥

粗刨小黃瓜，並混入蘿蔔泥及少量的醬油，然後淋上檸檬汁。這樣的小黃瓜泥可以拌生蓴菜或滑子菌。

65 生吃南瓜可以消除疲勞

南瓜富含胡蘿蔔素、維他命C和醣類，對於消除疲勞有良效。將南瓜切成薄片，稍微搓揉之後就可以食用。一般接近皮的部分較硬，可以拿來做料理，而中間較軟的部分就生食。

①加花生拌美乃滋

將南瓜細切，加入碎花生後，拌入美乃滋。若是再加入細切的青色紫蘇會更美味。

②**拌甜醋**

將南瓜中間柔軟的部分磨碎，並且混入甜醋拌勻，再將其餘的南瓜和青椒細切，然後一起拌來吃。

66 茄子料理對疣有效

茄子是含有多量磷酸的鹼性食物，對於容易長疣的酸性體質者而言，這是非常適合的食品。請將茄子泡水去澀味後，大量的生食吧！

①**拌辣醋味噌**

將茄子切成薄片，加入細切的胡蘿蔔和小黃瓜，再拌上以甜味噌加檸檬汁、辣椒和少量黑芝麻做成的辣醋味噌。

②**拌梅肉**

將茄子切段混入切碎的高麗菜和紫蘇子，再拌上用磨碎的梅肉加醬油和鰹魚片調

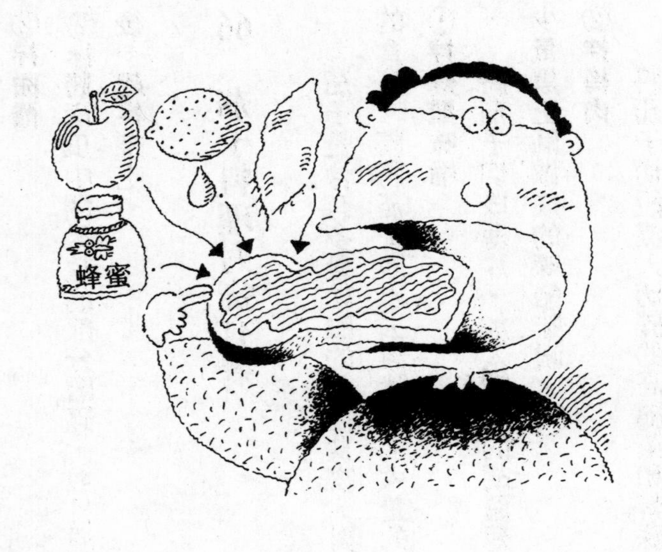

成的醬汁即可。注意調味不可以過鹹。

67 糖尿病也可以吃的生甘藷

甘藷富含澱粉，是很好的食品。糖尿病者也可以安心的生食。因此最好購買上等的甘藷，皮削厚些來調理攝食。

①甘藷醬

將甘藷磨成泥，然後馬上加入檸檬汁攪拌，防止產生澀味。再加入蘋果泥和蜂蜜做成果醬來塗麵包吃。一般蘋果和甘藷的比例是三比一。這種食品很適合肝病或手腳冰冷症的人用來當早餐。若是再加入細切的荷蘭芹會更美味。

68 吃茼蒿的綠葉

茼蒿富含鐵質和葉綠素，是做青汁的良好材料。我們經常用來當火鍋材料，不過務必請你生吃看看。它能夠消除肉、魚的毒。

①加油醬油

將茼蒿切成小段，或是用手撕成適當大小。量依自己喜好加以調整。如此對於不習慣生食者，也會較容易適應。

②拌白味噌

用手將茼蒿撕成適當大小，混入豆腐、黑芝麻，以及適量白味噌。也可以加入煮過的蒟蒻，味道更好。

69 别忘了蓮藕的淨血作用

蓮藕富含膠質，具有淨血作用。當因爲內臟疾病而引發出血症狀時，可以生吃蓮藕，或是榨汁飲用。料理時，可以先用滴入少量醋的鹽水，泡五分鐘將黑水泡乾淨，然後再開始作料理。

①漬甜醋

蓮藕切成薄片後泡水，然後泡在混合紅葡萄酒或梅子酒的甜醋中，經過一會兒就可食用。若是再加入去籽的圓切辣椒，味道會更好。

②拌柚味噌

將青柚皮磨碎加甜味噌混合後，再拌鴨兒芹。這也很適合調製辣醋味噌。若是加入少量抹茶會使其風味更具特色。

70 每餐都吃蘿蔔泥

蘿蔔產地遍及中國和東南亞，但是味道最佳的是日本產的蘿蔔。它含有維他命C和分解澱粉的酵素酶，這些營養成分會因爲加熱而喪失，因此最好要生吃。這種酵素和唾液一樣，具有幫助消化的作用。因此，最好三餐都攝取蘿蔔，它是值得經常食用的食品。

不過，蘿蔔磨成泥之後，經過三十分鐘其中所含的維他命C會喪失三〇%，二小時之後會喪失五〇%，所以蘿蔔泥最好在食用之前才製做比較理想。

若是想做美味的蘿蔔泥，最好使用中間甜美的部分，將皮削除後再磨成泥。若是辣味較重時，可以將蘿蔔泥放入鍋中隔水煮，冷卻後即可食用。

有時也可以加入烤海苔、青海苔、炒的黑芝麻、花生粉、昆布粉，味道更好。一般都是加醬油吃，不過加入醋漬食物來吃也不錯。

71 白菜有很好的利尿作用

白菜幾乎一整年都有，它富含鈣、維他命C、鉀，以及蛋白質，具有很好的利尿作用，非常適合腎炎、膀胱炎等患者的飲食。

①白菜和蘋果的沙拉

白菜（葉和蕊）、西洋芹、蘋果細切，拌上加入洋辣椒粉的法式沙拉醬。

②拌海膽

白菜細切混入少量的生薑末，再拌入海膽，味道淡些。這是最棒的下酒菜。

72 菜花有增進精力的效果

菜花有許多胚子，富含維他命類。因此它具有美肌、美髮、強壯的效果。生食最佳，將菜花分成小塊，放入加入鹽、醋的水中浸泡一會兒，去除其澀味後，瀝乾即可食用。生食與熟食的味道不同，請你務必試一試。

①菜花拌蔬菜

磨碎的菜花混入燒烤用的味噌，再撒上起士粉後，就可以用來拌季節性的蔬菜。尤其很適合拌小黃瓜。

②拌美乃滋

細切的葡萄乾加入美乃滋，再調入檸檬汁後，就可以用來拌菜花。

73 藉由綠菜花來攝取維他命C

綠菜花富含維他命C，據說其含量是馬鈴薯的四倍，它與菜花同種，不過所含的營養價值，例如維他命、無機質的含量高過其他的。除了含維他命C之外，還含有維他命A、B_1、B_2和菸鹼酸。不論生食、熟食皆可，所以廣泛的被利用在料理上。生食時，可以細切混在沙拉中來吃。

①拌美乃滋

先將綠菜花用沸水燙過，瀝乾水氣裝盤，然後撒上鰹魚片，再淋上美乃滋和醬油即可食用。

74 別名為「山藥」的山芋

山芋含澱粉酶、碘、磷酸、蛋白質、碳水化合物，也被稱爲「山藥」，自古就被當做疲勞恢復劑來使用。由於它富含澱粉消化酵素——澱粉酶，能夠幫助一起攝食的其他食物的澱粉質被身體吸收。

削除山芋皮時，有時會有手發癢的情形出現，這時可以先以醋水洗淨山芋後再調理。像這樣就可以避免手癢的困擾。山芋中的酵素會因爲加熱而喪失，所以製作山芋醬汁時，要讓湯汁冷卻後才加入山芋泥中。

①海苔捲

山芋刨絲混入鴨兒芹，再用海苔包捲。或是切成小塊，沾三杯醋來吃。

②什錦山芋泥

胡蘿蔔泥、碎洋蔥、柚末、碎荷蘭芹、切絲的蘋果等混合山芋泥，再以淡味的湯汁調味。

75 蘆筍為何適合在早餐攝食

過去認爲蘆筍，就是指罐頭的白色蘆筍。但是最近綠色的新鮮蘆筍，已經廣受大衆的愛用。

綠色蘆筍味道絕佳，富含維他命類、蛋白質，還含有豐富的天門冬氨酸、磷酸、泛酸、菸鹼酸，有助於新陳代謝。對於病人或嗜食動物性蛋白質而言，這是值得推薦的蔬菜。此外，它能夠增強腦的活動和體力，還可以使細胞恢復年輕，所以早餐時攝取，效果最佳。

生食時，可以折取鮮嫩部分來吃，也可以用火直接燒烤，或放入加鹽的水中煮，炒食可以拌美乃滋來吃。

①拌白色調味汁

白色調味汁中混入少量的蠔油醬，然後用來拌生的綠色蘆筍。也可以用燒烤用味噌、番茄醬、美乃滋或白味噌來拌食。

76 脂肪食品要添加水芹

水芹除了富含維他命C、K外，還含有鐵質、鈣、胡蘿蔔素等無機質。因爲具有去油作用，所以攝取脂肪時，務必要一起攝食。葉和莖都很柔軟，尤其對於貧血者有良效。

生食，會覺得有辣味和一點苦味。不過一旦習慣之後，會覺得是一種美味。此外，若以米糠醃漬會很好吃。

①拌番茄醬

番茄醬混入少許的醬油，拌加入蘋果泥的水芹。

77 富含維他命的高麗菜芽的食用方法

深綠色的高麗菜芽較好，雖然稍有苦味，但是卻含有多量的維他命。食用時，先去除外側的葉片，薄切後浸水去除澀味後使用。

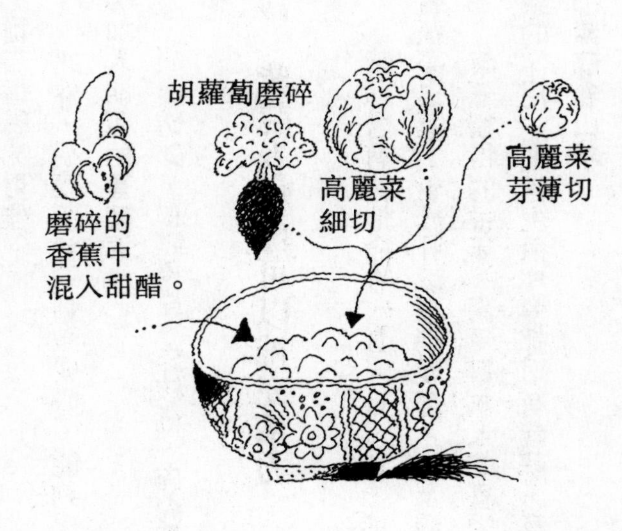

①拌加香蕉的甜醋

香蕉磨碎混入甜醋中。高麗菜芽薄切加細切的高麗菜，以及胡蘿蔔泥，一起混合後再拌上加香蕉的甜醋。也可以用加入起士的白色調味汁來拌食。

78　西洋芹和胡蔥可以促進荷爾蒙、消化液的分泌

西洋芹具有獨特香味，令人食後口齒留香，此外，還含有豐富的營養。白色的部分可以作沙拉，青色的葉子可以用來作青汁。西洋芹的香味可以刺激腦下垂體，有助於荷爾蒙的分泌。青色葉中富含維他命A、B。

①西洋芹和蟹的沙拉

西洋芹切成小塊，加入薄切的小黃瓜和蟹肉混合，拌上加入檸檬汁的美乃滋。加上番茄醬風味更佳。

此外，胡蔥所含的刺激成分，能夠促進消化液的分泌，具有調整胃腸的作用。

②加入胡蔥的蘿蔔泥

胡蔥切碎，和鰹魚片、碎核桃、碎海苔等，加入蘿蔔泥中即可，可以用來拌熱飯吃。

79 紫蘇卷料理可以補充精力

紫蘇含有維他命A、B、C、K、鈣、鐵等，尤其它所含的維他命A的量，是所有蔬菜之冠。對於肝或眼睛疲勞，以及精力減退的人有良效。

紫蘇獨特的香味，深受日本人的喜愛。除了可以引發食慾外，也還有消除魚等毒素的作用。通常生魚片旁都附有紫蘇，意義就在於此。

①紫蘇卷山芋

切絲的山芋拌上山葵醬油後，再用綠色紫蘇菜捲起來吃。

②什錦壽司的紫蘇卷

用什錦壽司做成飯糰，再用紫蘇葉包捲。也可以用一般的飯糰來包食。由於紫蘇的香味，讓人有初夏的感覺。

80 春天七草的料理法

春天的七草，芹、薺、鼠麴草、繁縷、寶蓋草、蕪菁、蘿蔔。秋天的七草是胡枝子、芝草、葛、石竹類、女蘿、蘭草、桔梗。據說一月七日吃「七草粥」可以去病。現在我們還可以找到春天的七草，很可惜秋天的七草似乎很難找齊了。

尤其在都市，要尋找七種野草實在很困難。頂多也只能夠湊到芹、薺、蕪菁、蘿蔔而已。

若要料理七草，首先必須去除野草的澀味，尤其對於胃弱的人，必須先在澀液中浸泡一～二小時，然後再泡醋水以去除澀味，最後用水仔細清洗才可使用。胃部健全者，不需泡澀液，可以用鹽稍微搓揉即可。

①加七草的沙拉

將七草切碎，和萵苣、胡蘿蔔、高麗菜一起混合拌勻，然後拌甜醋或三杯醋來吃。若再加入酒糟、豆腐、炒過的黑芝麻，改拌淡味的白味噌也很美味。

81 有淡苦味的款冬花穗是營養源

初春時，由雪地中冒出的款冬花穗具有淡苦味。料理時，先剝除一、二枚的外皮，然後去除澀味再料理。

含有胡蘿蔔素、維他命B_1、維他命B_2的食物，都稍帶苦味。這些成分能夠消除秋冬時積聚在肝臟的疲勞。生食可以充分攝取其中的營養。

①拌燒烤味噌

燒烤味噌混入炒過的黑芝麻，然後用來拌薄切的款冬花穗。此外，也可以將細切的款冬花穗加入和式沙拉中，或是放入味噌湯中來吃。

82 花開之前食用

花含有較多的磷、鐵、鈣的成分，最好生食。選用尚未盛開的、沒有蟲的花，將花穗前端柔軟的部分拆下，泡醋水去除澀味後食用。

①拌油醬油

莱的花混入薄切的土當歸，然後拌油醬油來吃。這樣就不會有澀味了。

83　秦椒芽的特點是其刺辣感

秦椒芽是指山椒樹的嫩芽，有名的山椒醬烤料理，就是利用其獨特的刺辣感，也被當做藥用。使用時儘量選擇新芽。

①加入拌醬

將秦椒芽磨碎，加入白色調味汁、美乃滋、番茄醬、白味噌中，或是加入味噌湯內來食用。

②拌貝類

白味噌加秦椒芽末（切碎）調製成山椒醬烤味噌備用。這時再把剝下的蛤蜊肉或貝類的肉，加入薄切的山當歸，淋上檸檬汁裝盤後再拌上做好的山椒醬烤味噌。

84 魚的調理要點

首先要選用新鮮的魚。鮮度的標準在①魚眼是否清澈，②魚的整體是否有光澤，③鰓的顏色是否鮮明。若是鮮度差時，會有腥臭味。請注意挑選鮮魚。

料理之前，先以牛奶浸泡。由於牛奶含有亞麻仁油酸，可以去除魚的油，以及其特有的魚腥味。其實不只是魚類，像作肝的料理前，若先用牛奶浸泡，也能夠產生除血作用。這是值得推薦的處理方法。

魚，無論在健康或營養上來看，當然是生食最理想。不過有時候，也會有無法生食的情形。因此，在魚的加熱調理上，以「烤」的調理法最好，其次是「蒸」、「煮」方式。理由是和加熱水分有關係，也就是加熱水分愈少愈理想。

85 這樣吃的牡蠣是一種強壯劑

自然食中牡蠣、生菜、水果佔有重要的地位，主要是因爲這些食物都可以生食。

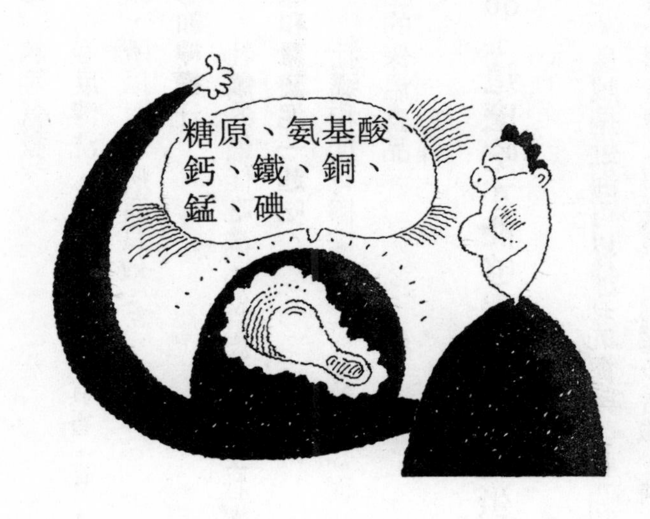

日本人喜歡吃牡蠣，因爲它富含營養，尤其對於病後復原期、貧血、盜汗、夜尿症的人，具有良效。自古以來就被當做強壯食品。

不過非常疲倦或是體調崩潰時，最好不要生吃牡蠣。因爲生食會「傷胃」。這時最好淋上酸味強的檸檬汁或臭橙、酸橘等果汁來吃。

不但能夠促進胃酸作用，而且也能夠增加美味。對於健康的人而言，這也是值得推薦的吃法。

據說英文中有R的月分正是吃牡蠣的時期。總之，就是自九月到翌年四月的期間。不過牡蠣最美味的季節，是在十一月至翌年二月。

牡蠣富含人體的能量之源——糖原。除此之外，還含有氨基酸、鈣、鐵、銅、錳、碘等營養。

過度清洗，會使牡蠣喪失其香、味，因此要快洗。此外，它含有提高肝機能的糖原，所以對肝病有良效。

①加檸檬汁

牡蠣的最佳吃法，就是將新鮮生牡蠣淋上檸檬汁或酸橙醋來吃。

②和蘿蔔泥一起吃

牡蠣和加有檸檬汁、醬油的蘿蔔泥一起吃，這是一道在寒冷時卻能夠讓人覺得暖和的保溫食品。

86 這麼吃才能夠保住烏賊的蛋白質

烏賊是近海可以捕到的海味，自古以來就被視爲重要的蛋白質來源。它富含氨基酸、賴氨酸、組氨酸。內臟多含鐵、磷，是很好的精力補充食物。

①烏賊細麵拌蛋黃

烏賊細切成細麵狀，放入較深的容器內，然後加入蛋黃和少量的生薑末，並調入醬油來吃。

②**加檸檬汁**

加入檸檬汁或柑橘類的酸果汁，就是一道提供精力來源的食品。

87 蝦是無機質的寶庫

日本料理中，經常和烏賊並列的蝦，因為含膽固醇而被列入「黑名單」。好不容易全家出動吃日本料理，但是好吃的都讓孩子和太太吃，自己卻只能夠吃小黃瓜或蛋。

其實蝦子已經被證明，其所含的膽固醇對人體是無害的，可以安心的享用。蝦富含磷、碘、鐵，可謂是無機質的寶庫。尤其蝦的腦是甲殼類中，最好的精力補充的來源。可以淋上檸檬汁或酸橘汁來吃。對於嚴重的肝病患者而言，這是值得推薦的食品。

88 海草可以防止鹽對荷爾蒙分泌的障礙

日本四面環海，到處都可以採到富含碘的海草，這是天賜的食物。因爲它可以防止鹽分對荷爾蒙分泌的障礙。其中所含的碘，可以使荷爾蒙的分泌活性化。

不過，海草中同時還含有對人體的吸收而言並不好的鈣，因此料理時要加醋。作燉煮料理時，最好採用淡味。若是調味太鹹就沒有意義了。

羊栖菜洗淨後，加入充分的水浸泡二十分鐘。然後放入沸水中煮一、二分鐘撈起，再加入醬油、砂糖、米酒調味即可。若要生食，可以混入胡蘿蔔泥、洋蔥，然後拌白味噌來吃。

海蘊用燒明礬來去除滑滑的汁液，之後再用水清洗並去除其鹽分。可以加甜醋、鵪鶉蛋、生薑末拌勻來吃。

89 適合高血壓患者的海帶料理

海帶富含碘、鈣、維他命A和B，是鹼性食品，有優異的淨血作用，最適合當美容食品。由於富含鈣質，所以也是孕婦和哺乳中的婦女，以及骨質疏鬆的高齡婦人的重要營養來源。

此外，所含的綠色的葉綠素，具有降低膽固醇的效用。泡水時會有滑滑的汁液，這是具有防止高血壓功用的多糖類。因爲高血壓的人要充分攝取海帶。

還有對於腸內的鈉、膽汁酸、有害金屬、硫化鎘的排泄有幫助，是消除鹽分、食品公害的重要食品。可以使用甜醋、檸檬汁、醬油等來調味生食。

①海帶沙拉

海帶、沙丁魚的幼魚、番茄等材料，淋上中式沙拉醬或醬油來吃。

90 昆布可以防止老化

海草類之中，含碘最多的是昆布。碘可以促進甲狀腺荷爾蒙的分泌、使新陳代謝旺盛，發揮防止老化的作用。對於預防動脈硬化、膽固醇的沈著有效果。所以可以製作昆布湯汁，並且要經常攝取。

①昆布湯汁

選用上等昆布，用布將上面的灰塵擦掉，然後放入微溫的熱水煮，在沸騰前將昆布撈起，加入一點水和鰹魚片，煮到水滾爲止。

關火後靜置二、三分鐘後才使用。

也可以買市售的「糊狀昆布」，用來包飯糰或加在飯上來吃，這時若再滴一點醬油，味道會更好。還有加在味噌湯中的味道最棒了。

91 除小牛、小羊以外的肉都要去血

飲食文化的西化，飯桌上的肉料理增加了。最近我問一些小朋友：「你們最喜歡媽媽做的哪一道料理呢」，他們的回答大都是「漢堡」、「炸雞」、「咖哩飯」。雖然輸入了「肉料理」，但是很可惜的「肉食文化」卻未跟進。我認爲這就是引發成人病的原因。

歐洲的家庭，所吃的肉類都是以小牛肉爲主。這種肉脂肪少，不會爲害健康。當他們使用其他的肉類時，一定會用水沖五小時，經過除血後才料理。這是經過長年累月孕育出的歐美人的飲食文化。

對於成人病而言，這是不容忽視的。小牛、小羊脂肪較少，所以對人體不會造成問題，當然雞肉也是如此。然而應該注意的是豬肉和牛肉的問題。

料理之前，要先放入熱水中煮一下。當肉色改變時，馬上撈起，再用熱水快沖。

在燙肉時，你會發覺有那麼多黏稠的物質冒出。這就是「毒」。看到這兒你可能會驚叫道：「我現在才知道，以前我竟然都把它吃下去」。這樣的處理，並不會損傷肉的原味，所以不用擔心。反之，藉此可以去除肉中無用的澀味，而使肉味變得更鮮美。因此，這種調理法，不論對於味覺或健康都很好，是值得大家實踐的。

日本的沖繩縣是長壽縣，那兒的人嗜好肉食。但是當地人做肉料理時，一定會先用水煮五～六小時去脂之後，才開始料理。歐洲人會將肉放入一個深的容器中，放水沖五～六小時，去除廢血後才料理。

這些經過事前處理的肉，拿來作馬鈴薯牛肉、燉肉、牛排等各種肉料理，風味會更好。

此外，在此要再重複的是：肉料理必須配上加倍的生菜。不過並不是量多就好，主要是生菜種類要多，「種類優於量」。

尤其對於老年人而言，必須攝取多種的蔬菜。小孩無法吸收脂肪，若是習慣攝取脂肪，會成爲成人病的預備軍。所以肉料理旁要添加水芹、馬鈴薯等蔬菜。

對於肉類等含脂肪的食物，最好是在晚餐或是冬季時攝食，以外的時間儘可能不吃。因爲它們對人身的爲害很大。

目前，輸入的牛肉價格是愈來愈便宜了。當然能夠買到便宜的物品是很符合經濟效益，生活水準的提升是可喜的現象。可是若是因爲如此，換來老後要過著半身不遂的生活。那麼這就很不合算了。

第5章

不需要藥和醫生的飲食法

92 克服糖尿病的食物療法

在飽食時代的今天，糖尿病是所謂的成人病。簡言之，它是糖由尿排出的疾病。體內糖分（葡萄糖）具有使蛋白質和脂肪燃燒的作用。像這樣無法發揮其作用，而由尿排出。會導致身體變冷，嚴重時還會因而致死。

一般都認爲糖尿病是不治之症。被稱爲長年美食者易患的文明病。

糖尿病者通常具有以下的幾點特徵。若是發現有以下的幾種症狀時，必須趕快到附近的衛生所或醫院檢查血糖值。

①頭痛、身體痠痛、容易疲勞。
②喉乾渴、一天要喝四～六公升的水。
③一天的尿量非常多、尿色淡、有臭味、會起泡。
④經常有空腹感，吃很多仍不覺得飽，而且日漸消瘦。
⑤蛀牙增多、牙根發炎而牙齒搖晃。
⑥全身發癢、經常因頑固的瘡疱而困擾。

⑦皮膚色澤良好、臉頰泛紅、看起來臉色很好。

⑧有手腳冰冷症、記憶力減退、精力衰退。

現代醫學的治療，主要是採用胰島素的治療法。若是依賴這種療法，會阻礙身體內的自然治癒能力。總之，胰島素雖然能夠控制糖尿病，但是卻無法治癒。不過，並不要因此而放棄。利用食物療法就可以治癒糖尿病。

現代醫學認爲「糖尿病，是因爲血糖值太高，糖才會由尿中排出。只要不攝取糖即可」。

其實要用這麼簡略的解決法來治療複雜的糖尿病，實在是不可能的。若要治療糖尿病，必須「使糖能夠正常的分解」。

尿中異常糖的排出，並非因爲體內糖過剩。反之，身體中不可或缺的糖，在未被利用的情況下被排出，身體會因爲缺糖而產生低糖性昏睡症狀，所以限制糖的攝取時，要留意這問題。

因此，要提供糖（肉體未利用的糖，由尿排出也無妨），並且一邊針對糖無法被利用的疾病原因做治療。

首先，因爲糖尿病者對糖的分解能力較差，所以糖分需由飯、土司、芋頭、麵類、糯糬中攝取。並且禁食蔗糖（甘蔗、甜菜所製成的砂糖）。一般的食物療法主要是限制澱粉質，減少的卡洛里的量，是以蛋白質或脂肪來補充。

不過，我的自然食療法並未限制澱粉質。即使糖還會由尿排出，我認爲這和糖分（澱粉質）的攝取無關。澱粉質貯存於肝臟，是創造熱、力的來源，應該要巧妙的攝取。

反之，過剩的蛋白質反而會造成問題。過剩的蛋白質會妨礙新陳代謝。糖尿病的治療上，其本來的目的是要促進新陳代謝，使血液恢復正常的鹼性，並讓神經內分泌活性化。

因此，提高肝臟機能是很重要的。當然這就需要有澱粉質。此外，還要多食富含植物性脂肪、鈣等的無機質、維他命等的水果或生菜。

即使醫生限制澱粉質的攝取，或是仍然有多量的糖尿排出，不過早餐仍然要充分地攝取澱粉質。因爲一天之中澱粉質的吸收率是以早上爲佳。

具體上，務必遵守以下幾點：

①用餐時要保持愉快的心情。

②空腹時才用餐（感覺得餓時）。

③細嚼慢嚥，讓唾液能夠充分分泌。

④早上多攝食澱粉質（麵包、大麥飯或馬鈴薯）、水果、生菜（尤其是含有維他命B_1的蔬菜、青菜類）、蘿蔔泥，晚餐採行普通飲食。

⑤儘可能採用麵包當做主食（儘可能採用黑麵包）。飯採用米6、大麥4比率煮出的大麥飯。含多量無機質的蕎麥麵也很合適。

⑥要有充足的日光浴，因為日光的能源有助於澱粉質的分解。

⑦生菜以青菜爲佳，但是澀味重較難吃，對於無法忍受的人可以自己製作青汁，並加入少量的檸檬汁。起床後馬上飲用。

⑧除了青菜之外，還要多攝取富含維他命B的食物（高麗菜、番茄、胡蘿蔔、蘋果、葡萄、柑橘）。

⑨富含澱粉質的蔬菜中，甘藷和南瓜煮後會產生糖。所以只能夠生食。其他還可以吃馬鈴薯、里芋、山芋等。

⑩水果中，禁食柿和梨。輕症者，若是要吃以上的水果，可以沾著檸檬汁來吃。此外，柑橘也要禁止，不過青橘無妨。重症者吃葡萄時只可以選食酸味重者。

⑪脂肪要由堅果（黑芝麻、核桃、花生）中攝取，並要禁止動物性脂肪的攝取。

⑫蛋白質則要藉著生食甲殼類（貝、烏賊、蟹、蝦等），以及豆或其加工品來攝取。

⑬蛋白可以，蛋黃要禁止。

⑭飯後，要喝一小杯酸味強的水果（檸檬、夏橘、柚、臭橙）的汁液。

⑮禁止砂糖和其加工品。少量的蜂蜜則無妨。

⑯一切調味都要清淡。

⑰禁止飲用日本清酒，少量的洋酒或啤酒類則無妨。

除了以上注意事項之外，還要經常遵守八分飽的原則。早睡早起，不可以熬夜。

此外，吃飯時配蘿蔔泥來吃，不但營養而且能夠藉此了解自己的體調，吃不加調味的蘿蔔泥時，會覺得味道美味，這表示體調佳（尿中的糖少）。這時增加整體的飲食量也無妨。反之，若是覺得難吃，飲食量就必須減量。

93 肝臟有異常感時禁止動物性脂肪的攝取

對人體而言，肝、腎是極重要的器官。肝病的原因，是攝取過多的脂肪、蛋白質，導致營養障礙。動物性脂肪較難分解，而且多含有毒物質。若是發覺肝臟異常時，必須禁止動物質脂肪的攝取。

若是身體新陳代謝旺盛，內分泌良好時還不會有問題。不過，日本是濕度高的環境，人體的脂肪燃燒作用較弱，因此動物性脂肪是很難分解的。如此一來，就會造成肝臟的重大負擔，導致肝機能衰退。一般人體所需的脂肪是植物油中所含的不飽和脂肪酸，就是所謂的亞麻仁油酸F。

脂肪，大都在睡眠時經由肝臟分解處理。攝食脂肪後，要好好的睡覺，這是很重要的。所以我們經常會看到肉食動物，幾乎整天都在睡，原因在此。

其次要強肝，這就必須考慮到糖原。攝入體內的澱粉質，會以糖原的形態貯存在肝臟。製造糖原時，必須借助甲殼類、貝類、柑橘類所富含的琥珀酸、檸檬酸的幫助，所以這些食物要一起攝取。不過，罹患肝炎時要避免酸味強的食物，只可以吃像蘋果、葡萄、番茄等水果。

容易罹患肝病的人，其特徵如下：

①嗜食肉、魚。

②嫌惡生鮮食物，完全不吃生菜或水果。

③很少吃飯、麵包、芋頭等。

④嗜食甜食，嫌惡醋漬食品。

肝病的飲食處理方法如下：

首先要全面禁食動物性脂肪。並採用含亞麻仁油酸F的黑芝麻、核桃、花生等來補充脂肪。蛋白質由甲殼類、貝類中攝取。然後要多吃含檸檬酸的水果類。酒、砂糖、餅乾類也都要禁食。因爲這些東西會轉變爲葡萄糖，而無法形成糖原。這樣不但會使血液酸化，而且會造成肝臟的大負擔。不過蘋果汁或葡萄汁，可以混入蜂蜜來飲用，這是具有強肝作用的飲料。

肉、魚、蛋會使血液酸化，而且又含有磷素、硫素、氯等固定酸。這些都會危害肝臟。因此飲食要改爲以菜食爲中心的鹼性食品，多攝取青菜類。

鹽分儘可能減量，以免造成血液黏稠。調味採行清淡口味。其實幾乎所有的食物中都含鹽分，所以最好不要再加鹽，這樣就可以安心。

每天飲食必須遵守以下事項：

①極力避免鹽分的攝食。

②中止動物性食品。

③副食減爲飯量的一半。
④多吃生鮮食品。
⑤利用酸味強的水果汁來泡漬食物。
⑥飲用青菜汁（沙拉菜、萵苣、荷蘭芹、西洋芹、水芹、芹菜、茼蒿）。

94 不會造成肝臟負擔的飲食法

肝發炎就是肝炎。症狀是眼白充血，這都是因爲攝取過多的蛋白質，造成肝臟的沈重負擔。要消除眼白充血症狀，可以實行以下的方法：

①禁止動物性脂肪的攝取。
②禁食酒、糖果、餅乾。
③飯後吃酸味強的水果（不過，肝腫大或黃疸的人，禁食檸檬。可以吃葡萄、番茄）。
④青汁加等量的果汁混合飲用，每次喝四分之一杯，一天二次。
⑤早餐禁食植物性脂肪和蛋白質。

⑥要空腹（飯只吃八分飽）。

95 肝硬化要馬上改為菜食

肝臟中形成乳酸蛋白，就會出現肝變硬或萎縮的肝硬化。若要儘快治癒就要採行蔬菜飲食，但是這樣可能會出現蛋白質不足的問題。不過這可以藉攝取豆類、海草類、甲殼類來補充。實行的方法如下：

①早上攝取澱粉質，副食是生菜。
②吃麵包時，禁用奶油、起士，可以塗蜂蜜吃。
③晚餐除了甲殼類和貝類以外，禁食動物性食物，植物油也要限制。
④飯後要飲用少量的酸味較強的果汁。
⑤午餐只吃水果。
⑥晚餐將生的海草類淋上果汁來吃，以取代醋。
⑦早、晚餐吃生菜時，務必要添加青菜。
⑧兩餐間喝一小杯的酸味強的果汁，一天二次。

⑨禁止飲用酒、糖果、餅乾。

96　以水果為主的食物療法可以減輕黃疸症狀

肝機能遲鈍時，膽汁會流入血液中，造成全身泛黃的黃疸。這時必須避免攝食酸味強的食物，一天都吃酸甜的水果（蘋果、葡萄、梨）等，這是最佳的治療法。爲了根本治療肝臟，請再施行以下的方法：

①不論能否排便，一天要進行一次的灌腸。

②柑橘類除外，攝取香蕉、蘋果、葡萄、梨、柿、草莓、無花果等來取代飲食，午餐不吃。一整天只吃同一種水果，會使抵抗力減退。所以要吃不同種類的水果。

③直到黃疸的顏色消退之前，除了以上的水果之外，一切禁食。

保持安靜，只吃水果。即使經過三天或一週，也不會有營養失調或消瘦的問題。還有雖然症狀消除了，可是在最初幾天也必須禁食含有油的食品或含鹽的食物。

97 能夠防止血液酸化的飲食法

成人平常在一分鐘心跳七十～七十五下。但是受到震驚或興奮時，心跳數會遽增。雖然對於健康人而言，這是不會造成問題。可是患有心臟方面的病者，心跳數的增減會威脅到他的生命，因此必須留意。

醫學的眞正目的是「預防」，因此健康時，就要好好的健全自己的心臟。

首先就是防止血液的酸化。因此就必須注意不可攝取過多的肉、魚、脂肪、砂糖、澱粉質，同時要攝取維他命類，並且要充分攝食蘿蔔泥、番茄、葡萄、胡蘿蔔、高麗菜等水果和生菜。

其次，避免攝取含有固定酸的食品。固定酸是指磷素、氯、硫素，一般加熱後的食物都有。這些對身體有害。所以食物最好生吃的理由在此。肉、魚、蛋等蛋白質中多含有固定酸，因此要有限制的攝食。多攝取可以生食的蔬果類並改善日常的飲食生活。

此外，多吃能夠改善血液循環的食物，這也是很重要的。

因而就要攝取澱粉質。因爲澱粉質在體內會分解成二氧化碳和水分。水分會在人體內循環而能夠改善血液的流動。同時還要實行日光浴，這會幫助澱粉質的分解，具有強化心臟機能的效果。

若是血液流動不良時，要極力避免像辣椒、胡椒、山葵等刺激物，以及酒、香煙等的興奮性物品的心跳數。當然含多量動物性脂肪或鹽分的食品，以及砂糖等物品也會使血液變得混濁而引發酸毒症。所以要留意。

然而最重要的是心情要保持開朗，凡事要往好處想。這和心臟的機能有密切的關係。心情愉快時，血液也較清淨。不愉快時，血液會變得混濁。這些都是由許多案例中得到證明。

健康是來自人體的神經作用、內分泌荷爾蒙和新陳代謝的作用，彼此之間有密切的關係。心臟衰弱的人，易怒、善感，容易激動。所以要能夠在情緒方面做自我控制。

此外，若是受到心臟病發作的侵襲時，採用身邊的食物，進行以下的處置方法：

①將四～五大匙的酸味強的果汁（檸檬、柚、臭橙等）加十滴橄欖油和一小匙蜂蜜，混合後飲用。一天飲用一次。連續飲用幾天後，氣喘和心悸的症狀會緩解。

②將炒過磨碎的三分之一小匙黑芝麻、三分之一小匙的昆布粉末和三分之一小杯的果汁混合來喝。採用的果汁，也可以用酸味較輕的蘋果或葡萄等水果來榨汁飲用。

③上等的抹茶四分之一小匙用水調溶來喝。這樣能夠使衰弱的心臟恢復元氣。

④蛋白汁也很有效（參考四十二頁的做法）。

98 避免狹心症加重的飲食法

滋養心肌的動脈出現暫時性的痙攣現象，而供給心肌營養的血液量減少，因此引發狹心症。有時會因爲自體中毒症而引發狹心症。

這時要馬上灌腸、飲用檸檬汁，同時對頸部到腰部的脊椎兩側進行強力的指壓。這樣就會比較舒服。經過二小時後，再飲用以青汁和檸檬調配的飲料，效果會更好。

之後要禁食鹽分、脂肪、加熱水分一段時間。麵包只能夠塗抹蜂蜜來吃。發作的當天，將芋頭或糯糬用水煮成糊狀，番茄磨碎，然後拌入果汁、胡蘿蔔泥來吃。第一天可能就馬上復原了。不過肉、魚等的食物，還是暫時不能夠吃。

心臟毛細血管狹窄症

動物性脂肪會造成膽固醇沈積在毛細血管中，使血管變狹窄導致疾病，這就是心臟毛細血管狹窄症。

因此，必須禁食動物性食品，改行菜食。不過攝取甲殼類（蝦、蟹、烏賊）無妨。平時嫌惡酸的食品的人，較易罹患此病。所以料理時要加醋（水果醋較佳）來調理，耐心的治療。

心臟滯結

與其說它是心臟病，倒不如說是因血液循環不良所致的疾病。得病的患者大都是高齡者，青少年人很少罹患。幾乎都是過了更年期之後才患此病。

關於治療方法，就是發作時藉強力的指壓，按摩脊椎來疏緩症狀。

不過，這是暫時性的症狀。平時最重要的是遵守八分飽的原則和實行輕微的運動。其次要注意，餓的時候才用餐，就是要空腹後才吃東西。儘可能禁食含鹽、含油較多的食物，攝取生菜，飯後必須吃水果。兩餐之間喝以一小杯的鴨兒芹和同量的檸檬汁調成的飲料。

心悸亢進症

罹患心悸亢進症時，飲食要採行生食，而且要實行一段時間。這時也要禁食加工食品，必須實行菜食動物的生活。

精神要保持安定，不要鑽牛角尖。請注意食品中的甜食、含脂肪食品，含鹽的物質是最毒的了。

心肌梗塞症

這是高齡美食者較容易罹患的病。總之，運動不足的人容易患。年紀大時新陳代謝衰弱，若是攝取過多的肉、脂肪、酒、砂糖，會使得肌肉衰弱而引發梗塞。高齡者與年輕人不同，他們並不適合攝食高熱量的食物。像脂肪會造成不完全燃燒現象，使細胞無法同化，進而變弱。脂肪含量多的食物，會使人的精力減退。尤其是動物性脂肪絕對要禁食。

即使是植物性脂肪也要有所限制。可是對於美食家而言，似乎不太可能做到，因此在飯後要飲用檸檬汁，使它轉變爲脂肪酸。這樣才不會使細胞疲憊。

梗塞症有時並無自覺症狀。跪坐時，用力壓右肋骨下的肝臟部位，若是肝臟不覺得疼痛，表示沒有梗塞症。

心臟神經症

這是因爲吃下去的食物，在體內無法燃燒，導致身體變冷。必須注意過食和鹽分攝取過量，會造成身體發冷。

飲食上要注意的是減鹽、減脂。因此，早餐要多吃飯或麵包，還有要多吃水果和淋上甜醋的生菜。此外，不要忘了八分飽的原則。

99 改變目前的飲食法可以使血壓下降

現在有高血壓或低血壓困擾的人很多。尤其文化水準高的地域，罹患高血壓的機率增大，社會地位高或責任重的人更是容易得病。相對的，低血壓雖然不能算是疾病，可是重症的低血壓症，對於患者本人來說實在很痛苦。

無論哪一種，都是會因爲血壓關係而導致血管脆弱而出現易破裂的情形。血壓高，是因爲血液強烈壓迫血管，所以血管破裂的危險性更高。

我們以水管來比喻血管，這樣比較容易明白。水管內產生的水壓就是人的血壓。寒冷時水管收縮，若是抵不住水壓時就會破裂。同樣的，人類血管硬化時，若是耐不住血壓，就會破裂。

總之，不管血壓如何，只要血液通過的血管健全，就不會有問題。不過，年紀愈大血管會愈硬化或縮小。因此很容易破裂。此外，血壓高的人，血管都比較脆弱。

所以高血壓的人，必須禁食動物性脂肪。當然像沙丁魚、泥鰍、鰻魚、青花魚、鯡魚、金槍魚等，這種的青背之魚類要禁止，因爲青背魚類的膽固醇含量最高。還有嗜酒的人和喜歡甜食者，脂肪會侵透毛細血管，引發高血壓的機率高，所以要特別注意動物性脂肪的攝食。

血管硬化症者要攝取良質的植物性脂肪，藉此替換附著在血管的動物性脂肪，這是一種有效的方法。爲了使這種方法能夠順利，必須借助碘和膠質（膠質性）的作用。所以高齡者或血管硬化症的人，每天不可或缺的食物就是含碘的海草類。

不過，海草類不易消化，因此要和檸檬等酸味強的果汁一起食用。海草所含的碘、鈣，會因爲酸的作用而被分解、消化。

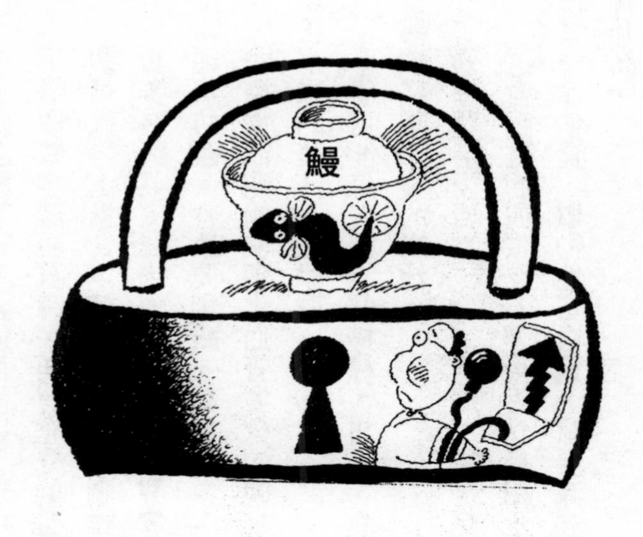

其次必須注意的是鹽分。過多會使血液變得濃稠，而血液流動會不好。因而附著在血管的脂肪就無法排出。此外，也會阻礙碘的作用。所以料理時要特別留意。

還有要儘可能空腹，一天至少要喝〇．五～一公升的水，讓血液中的毒素儘快排出。

血壓與個人的精神狀態也有很大的關係。因此要儘可能放鬆。因爲發怒時，血管內會出現腎上腺素，使得血液酸化，這是非常危險的。爲了中和就必須充分攝取鈣。

尤其是腦溢血的人，最重要是讓血液轉變爲鹼性。血液處於鹼性狀態時，病狀的恢復速度較快，若是輕微的半身不遂的症狀，大概不需要一天就能夠復原、治癒。

為了使血壓下降，必須實行以下事項：

①攝取較多澱粉質時，要有充分的日光浴。

②每天早上攝食以檸檬等酸果汁調味的海草。

③多吃蔬菜。澀味強的甜菜、牛蒡等菜不可以吃太多。而沙拉菜、菠菜、蓮藕的澀味則無妨礙。青菜要和醋一起攝取。

④植物油能夠使硬化血管變軟，晚餐時可以多攝食。若是覺得攝取量較多時，可以和水果的酸汁一起攝取。

⑤儘可能每餐都吃像檸檬、柑橘、臭橙等酸的水果。早上六點、下午三點、睡前各喝一杯酸味強的果汁。

⑥每週至少要吃一、二次蝦、蟹、烏賊等的甲殼類，每次的量要少。

⑦含膠質的海蜇皮、洋菜等食品用水果酸來調溶。甲殼類除外。對於動物性的蛋白質一律禁食。植物性蛋白質，量要減到一週攝食一、二次。若是攝取過多時，血壓會升高。

動物性脂肪當然不能吃。還要禁酒、砂糖（調味程度則無妨）、香煙。鹽分夏天

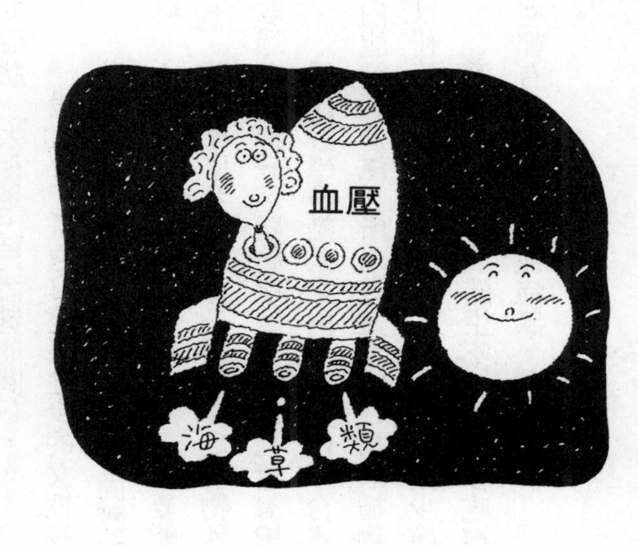

攝取量是六公克以下，冬天是三公克以下較適宜。

飲食之外，還必須保持身心的安靜，悠閒的生活，不可以勉強。避免發脾氣、儘可能多睡。若是睡不著時，可以增加澱粉質的攝取量，並且減少其他的攝取量來平衡。

未空腹時不要用餐，頂多只是吃水果。並且經常記得飲水。因爲便秘是高血壓的大敵。若是有便秘症狀時，要藉灌腸通便，絕對不可用瀉藥。

100　酸味強的水果對貧血有效

所謂的低血壓，是指血壓在九十以下

的症狀。低血壓的人是處於貧血狀態。因此容易疲勞，有暈眩、心悸、失眠、腦貧血的症狀。大都是因爲體質的關係。

一般而言，蛋白質比男性少的女性較容易罹患。

由於血液流動力較弱，因而膽固醇容易積滯在血管，造成毛細血管的血液不通暢。所以容易有暈眩或心悸症狀。只要能夠注意飲食生活，應該能夠很快的渡過。

低血壓患者，大都是因爲缺乏植物性蛋白質（尤其是豆類）、鐵、酸類，或是攝取過多的糖分、脂肪所致。毛細血管有膽固醇附著，這和高血壓患者相似。

現代醫學鼓勵人吃肉，因爲肉中含鐵量多。可是肉中多含脂肪，有害健康。小腸內能夠製造鐵，所以最重要的是攝取植物性蛋白質、青菜、檸檬等的酸性強的水果，以利於體內血液的製造。此外，要減少妨礙增血作用的鹽分攝取。

還有甲殼類要加醋生吃，並且多吃海草類（昆布、海帶、羊栖菜、青海苔），這些都有助於改善貧血症狀。

101 吃「GREEN」的人為何不會罹患癌症

生命體其本身就擁有「調和」的功能。肉體是由組織細胞所構成，各司其責的運作。甚至人體內新舊細胞的代謝，也是藉著這種調和模式在進行。

可是癌細胞，卻是進行漠視調和的行動。

一般正常細胞增殖到一定的數目時，就會停止繁殖而只是專司被賦予的機能。但是癌細胞一旦開始活動時，它是自行行動、分裂、增殖，毫無限制的繼續下去。就如火星一般，破壞周圍的組織，甚至使生命體致「死」。然而同時也「自滅」。

癌症，在過去被視爲「不治之症」，現在醫學發達，癌症的治癒率也提高了。不過還是要能夠早期發現，才有治癒的機會。癌症依其發病的部位不同，有些癌症卻很難在早期被發覺，因此手術後的存活率就大不相同了。事實上，要早期發現癌症，似乎不太容易。外行人在作判斷時，一般只要皮膚潔淨、美麗，臉色佳有光澤，大致上就不需要擔心了。

通常有癌症體質的人，他們的皮膚、臉色暗淡。即使目前並未罹患癌，但是這種體質的人，其患癌的機率比其他人高。所以必須注意飲食，並且要做定期的檢診。

尤其有以下症狀出現時，通常被懷疑有癌症現象，要接受檢查。

①**一般癌**……原因不明的消瘦，臉色變差

②**食道癌**……喝東西時，有堵塞感

③**咽喉癌**……聲音沙啞，一直無法痊癒

④**肺癌**……長時間咳嗽，痰中混有血

⑤**乳癌**……乳房內有長期不消失的硬塊

⑥**胃癌**……長期胃腸不適，食慾持續減退

⑦**大腸、直腸癌**……通便異常，便中混有血

⑧**腎、膀胱、前列腺癌**……排尿異常，尿中混有血

⑨**子宮癌**……分泌物增多，而且混有血，以及不正常的出血

⑩**舌、皮膚癌**……口或皮膚有長期不癒的傷口

「吃牛排的人大都會患癌，吃青菜的人不會患癌」，這句話引申的理論，在一九八八年國際醫學會上發表之後而備受矚目。這是日本岡山大學醫學系的早瀨彥夫教授發表的報告，他提到「葉綠素有抑制致癌物質的效果」。

致癌物質有引發細胞基因產生突變的作用，而葉綠素具有抑制它的效用。

根據過去的實驗，得知肉和魚的焦質是致癌物質，而且致癌性最強。想不到能夠抑制它的是自然界所賜的葉綠素，眞是令人感到敬佩。所以，只要注意攝取生鮮食品、水果、生菜，那麼就不用擔心癌症了。

癌細胞的營養是來自動物性的蛋白質，若是持續攝食，會讓癌細胞的增殖速度加快。因此，爲了預防癌症，要減少動物性蛋白質的攝取，並採行以生菜和植物性蛋白質爲主的飲食。此外，爲了使體內保有充分的水分，還需要攝取澱粉質和水果。

美國猶他州是摩門教徒最多的州，而且也是患癌率最低的地方。根據他們的教義，教徒必須過著吃生菜，禁煙、咖啡和酒的生活。這是一種自然食的生活，因此當然會有這樣的結果。

此外，必須了解的是唾液、胃酸也有抑制癌的效果。用餐時必須細嚼慢嚥，讓體內的唾液、胃酸能夠充分的分泌。

誘發癌症的食物如下：

①河魚……鰻、泥鰍
②青背魚類……青花魚、鯡魚、金槍魚、秋刀魚、沙丁魚

養。

③肉類……牛、豬、雞、鯨魚

④動物性脂肪……豬油、牛油

以上的食物，細胞無法吸收。因此會沈著在皮下，造成肥胖以及成長癌細胞的營養。

葉綠素有抑制致癌物質的效用，最佳的食品就是青汁。將綠色蔬菜磨碎，用紗布榨汁後飲用。由於有青臭味可能較難喝，這時可以加檸檬汁或蜂蜜調味。

採行菜食爲主的飲食生活，血液會淨化。若是再遵守八分飽的原則，那麼，就不需要擔心癌症了。

四季的飲食菜單表——這時的適當飲食方法

●春季的菜單例

	第1天	第2天	第3天
早	抹茶酸乳酪　加核桃的馬鈴薯沙拉（小黃瓜　萵苣　水芹）　胡蘿蔔和米的濃湯　柑橘	抹茶酸乳酪　款冬花穗加蘿蔔泥　納豆　和式沙拉（番茄　小黃瓜　沙拉菜等　味噌美乃滋）　飯　柳橙	抹茶酸乳酪　小紅蘿蔔和沙拉菜的沙拉　土司　新馬鈴薯煮奶油（胡蘿蔔　高麗菜　洋蔥）　臍橘
中	細卷的壽司（小黃瓜　胡蘿蔔　香菇）　草莓加蜂蜜	土司三明治（青椒　番茄　洋蔥　加工起士）　八朔橘	醋漬蕪菁　烤糯糬加黃豆粉和黑砂糖　蘋果
晚	蘿蔔泥　款冬拌梅肉　烏賊加海帶　小黃瓜加二杯醋　喜樂鹹飯（豆腐　牛蒡　胡蘿蔔　鴨兒芹　黑芝麻）　水果	蘿蔔泥　青柳蛤　烏貝　土當歸拌秦椒芽　高野豆腐　款冬薇、生香菇　煮筍子　飯　草莓	蘿蔔泥　菜花　胡蘿蔔　高麗菜芽　黑芋　蝦拌芝麻醬　小黃瓜　鴨兒芹　青色紫蘇　切絲的胡蘿蔔沙拉　湯豆腐　飯　水果

第7天	第6天	第5天	第4天
抹茶酸乳酪　青菜沙拉　起士焗馬鈴薯　土司　草莓	抹茶酸乳酪　蘿蔔泥　豆腐和海帶的味噌湯　新馬鈴薯　豌豆莢　煮新洋蔥　醋漬春天的蔬菜（菜花　菜的花　高麗菜萵苣）　飯　柳橙	抹茶酸乳酪　起士三明治　胡蘿蔔和高麗菜的沙拉（美乃滋洋蔥　荷蘭芹）　豌豆奶油濃湯　葡萄柚	抹茶酸乳酪　蘿蔔泥　春天蔬菜沙拉（菜的花　小黃瓜．沙拉菜　海苔等）　山芋糊　飯　草莓
蛤蜊義大利麵　葡萄柚	三明治（黑麵包　花生豌豆　美乃滋）　水果	蕎麥麵（海苔　蔥　芝麻）　水果	水果三明治（花生醬蜂蜜　奶油起士　草莓香蕉　檸檬）　紅茶
蘿蔔泥　茄子拌核桃　醋漬海帶和小黃瓜　油炸小蝦（鴨兒芹）飯　水果	蘿蔔泥　醋漬山芋　豆腐拌秦椒芽味噌拌醬　豌豆飯　水果	蘿蔔泥　嫩筍湯　烏賊和蕨　慈蔥拌白醋　筍子雞肉鹹飯　香蕉（加檸檬）	蘿蔔泥　新海帶　土當歸拌醋味噌　蟹肉壽司（油豆腐　香菇煎蛋）　煮豌豆　飯　水果

●夏季的菜單例

	第1天	第2天	第3天
早	抹茶（用水溶） 蘿蔔泥番茄沙拉（洋蔥 荷蘭芹） 韮菜和油豆腐的味噌湯 青色紫蘇飯 海苔 水果	抹茶（用水溶） 萵苣和洋蔥的沙拉 堆烤馬鈴薯和番茄（青椒 洋蔥） 土司 水果	抹茶（用水溶） 蘿蔔泥 秋葵拌梅肉 飯 茄子炒味噌（青椒） 水果
中	涼素麵 水果	沙拉壽司（芝麻 海苔 番茄 小黃瓜 萵苣 蝦 白肉魚） 水果	三明治（小黃瓜 沙拉菜 番茄 馬鈴薯 洋蔥 美乃滋） 水果
晚	蘿蔔泥 茄子的朝鮮燒（芝麻蔥）醋漬海帶和小黃瓜 蟹肉炒蔬菜（洋蔥 筍 胡蘿蔔 扁豆 萵苣 花生） 飯 檸檬汁	蘿蔔泥 烏賊和番茄的沙拉（蘘荷 白味噌 紫蘇子 美乃滋） 梭魚南蠻風料理 飯 檸檬汁	蘿蔔泥 小黃瓜和海蜇皮拌芝麻醋 蝦和蔬菜加甜醋（馬鈴薯 香菇 筍 洋蔥 小黃瓜 胡蘿蔔） 飯 檸檬汁

第7天	第6天	第5天	第4天
抹茶（用水溶） 冷的馬鈴薯湯（胡蔥） 西洋芹和高麗菜的沙拉（加番茄醬的美乃滋） 土司 哈蜜瓜 檸檬	抹茶（用水溶） 蟹肉沙拉（沙拉菜 胡蘿蔔 萵苣 小黃瓜） 土司 水果	抹茶（用水溶） 蘿蔔泥 中式沙拉（冬粉 小黃瓜 洋蔥 油豆腐 煎蛋皮） 飯 涼的山芋糊（秋葵） 水果	抹茶（用水溶） 夏橘果汁 馬鈴薯沙拉（洋蔥 萵苣 水芹 美乃滋） 土司 水果
涼的蕎麥麵（碎海苔 蘿蔔泥 胡蔥 白芝麻） 水果	涼的白麵（番茄 小黃瓜 洋蔥 青色紫蘇） 水果	蕎麥麵（胡蔥 山葵） 水果	涼麵（小黃瓜 洋蔥 煎的蛋皮 豆芽 蟹肉） 水果
蘿蔔泥 茄子濃湯（洋蔥 胡蘿蔔 番茄醬） 蟹肉可樂餅（洋蔥 白色調味汁） 高麗菜沙拉（洋蔥 荷蘭芹） 飯 哈蜜瓜（加檸檬）	蘿蔔泥 素的油炸物（牛蒡 蓮藕 甘藷 胡蘿蔔 扁豆 青色紫蘇 海苔等） 醋漬秋葵 飯 水果	青菜沙拉（萵苣 水芹 洋蔥） 蝦子咖哩（蝦 牛奶 豌豆） 水果	蘿蔔泥 醋漬海蜇皮和蘘荷 冬瓜和蝦丸拌芝麻醬 燙菠菜 飯 檸檬汁

●秋季的菜單例

	第1天	第2天	第3天
早	自製的酸乳酪 蟹肉沙拉（萵苣 菊萵苣 蘿蔔 胡蘿蔔 美乃滋） 玉米湯（牛奶 荷蘭芹） 土司 水果	自製的酸乳酪 煮什錦豆（大豆 蒟蒻 胡蘿蔔 牛蒡） 蜆的味噌湯 醋漬高麗菜和紫蘇子 飯 水果	自製的酸乳酪 白菜和蘋果的沙拉（西洋芹 荷蘭芹） 豆腐魚鬆沙拉（鮪魚 赤蕪菁 蔥 萵苣） 土司 水果
中	炒麵（蔥 香菇 生薑 蝦） 水果	蘿蔔泥的蕎麥麵（蘿蔔泥 胡蔥 芝麻 碎海苔） 水果	滑子菌和蟹的內雜燴（滑子菌 蟹 胡蔥） 水果
晚	蘿蔔泥 毛豆湯（毛豆 油豆腐 白味噌） 烏賊和海草拌辣醋味噌（烏賊 海帶 海苔 小黃瓜 赤味噌）	蘿蔔泥 雜煮火鍋（白肉魚 蔥 豆腐 香菇 海帶 茼蒿 酸橙醋） 扁豆拌芝麻 飯 水果	蘿蔔泥 煮鮭魚（生鮭魚 洋蔥 胡蘿蔔 法式沙拉醬） 小黃瓜 洋蔥 荷蘭芹 里芋加柚醬（味噌 油） 白果飯（黑芝麻） 水果

四季的飲食菜單表——這時的適當飲食方法

第7天	第6天	第5天	第4天
自製的酸乳酪　牡蠣沙拉（牡蠣　洋蔥　胡蔥　檸檬　煮蛋）　胡蘿蔔和米的湯　土司　水果	自製的酸乳酪　蘿蔔泥　炒豆腐（豆腐　胡蘿蔔　牛蒡　蔥　香菇　木耳　蛋）　醬煮素雜燴（烤豆腐　里芋　紅豆等）　燙青菜　飯　水果	自製的酸乳酪　豆子沙拉　菜花沙拉（杏仁果　法式沙拉醬）　番茄汁　土司　水果	自製的酸乳酪　蘿蔔泥　納豆　燙菠菜和菊花　卷纖湯（豆腐　蘿蔔　胡蘿蔔　牛蒡等）　飯　水果
蛋飯（洋蔥　鴨兒芹　香菇　蛋）　水果	水果三明治（加工起士、胡蘿蔔　青椒　香蕉　蘋果　水芹　柿　美乃滋）　紅茶	豆皮烏龍麵（油豆腐皮　菠菜　蔥）　水果	三明治（煮蛋　小黃瓜　番茄　沙拉菜　美乃滋）　水果
蘿蔔泥　燙松菇和菠菜　煮羊栖菜和油豆腐（羊栖菜　油豆腐　胡蘿蔔）　變格的湯豆腐（醬煮　海苔　鰹魚片　胡蔥　生薑）　栗子飯　水果	蘿蔔泥　生菜拌花生醬（南瓜　小黃瓜　花生醬）　土瓶蒸（松菇　鴨兒芹　白肉魚　蝦　白果　醋橘）　炸鰈魚　飯　水果	蘿蔔泥　茼蒿拌芝麻醬　醋漬牡蠣（蘿蔔泥　檸檬　胡蔥　柚）　油豆腐和烤豆腐的鹹飯　水果	蘿蔔泥　黑輪（雞肉丸子　蒟蒻　蘿蔔　高麗菜　香菇　瓢瓜乾　京都油豆腐　里芋）　紅白蘿蔔拌芝麻醋　茶飯　水果

●冬季的菜單例

	第1天	第2天	第3天
早	自製的酸乳酪　西洋芹和紅蘿蔔的沙拉　牡蠣海鮮　土司　水果	自製的酸乳酪　蘿蔔泥　豆腐加芝麻醬油　韮菜炒蛋　飯　水果	自製的酸乳酪　通心麵沙拉　菜花和米的濃湯　土司　水果
中	麻糬三明治（麻糬　海苔　白菜　胡蘿蔔　法式沙拉醬　蟹肉　美乃滋）　水果	煮烏龍麵（麵　蔥　茼蒿　蛋）　水果	牡蠣雜燴（牡蠣　香菇　蛋　芹菜）　水果
晚	蘿蔔　白菜和烏賊拌柚味噌（白菜　烏賊　白芝麻　白味噌　柚）　八寶菜（青蝦　干貝　雞胸肉　青椒　筍　蔥　菜花）　飯　水果	蘿蔔泥　煮蘿蔔　茼蒿拌芝麻醬　魚飯（白肉魚　牛蒡　乾香菇　蛋皮絲）　水果	蘿蔔泥　炸牡蠣（高麗菜　檸檬）　雜燴菜（牛蒡　胡蘿蔔　糯米粉　油豆腐　蓮子）　飯　水果

第7天	第6天	第5天	第4天
自製的酸乳酪　柿和蘿蔔的沙拉　荷包蛋　土司　水果	自製的酸乳酪　蘿蔔泥　蘿蔔香菇酒糟湯（芹菜）　炒油菜（沙丁魚的幼魚）　飯　水果	自製的酸乳酪　洋蔥湯　蘿蔔和西洋芹的沙拉（美乃滋　沙拉菜）　土司　水果	自製的酸乳酪　蘿蔔泥　網烤厚油豆腐　醋漬菜花　雜煮菜　水果
蛤蜊蔬菜的義大利麵（蛤蜊　大蒜　蔥　蘑菇　荷蘭芹　青椒）　水果	炒麵（香菇　蔥　豆芽菜　乾蝦米）　水果	京都風味的雜煮（圓的糯糬　八頭小芋　蘿蔔　求肥昆布　白味噌　柚）　水果	熱三明治（起士　火腿）　水果
烤糯糬火鍋（白肉魚的天婦羅　烤糯糬　芹菜　蘿蔔泥　黑芝麻）　鎌倉漬（蘿蔔泥　小紅蘿蔔　小黃瓜　香菇　鯡魚　干貝　青柳蛤　生薑）　水果	蘿蔔泥　醋漬海帶　蝦炒辣椒　燙菠菜　豆腐八杯湯（海苔　鰹魚片　蔥）　飯　水果	蘿蔔泥　石狩火鍋（生鮭魚　烤豆腐　蒟蒻　洋蔥　茼蒿　香菇　味噌）　飯　水果	蘿蔔泥　糖醋豬肉（豬肉　筍　香菇　洋蔥　胡蘿蔔　豌豆莢）　蛋和洋蔥湯　飯　水果

・法律專欄連載・電腦編號58

台大法學院 法律學系／策劃
法律服務社／編著

①別讓您的權利睡著了[1]	200元
②別讓您的權利睡著了[2]	200元

・秘傳占卜系列・電腦編號14

①手相術	淺野八郎著	150元
②人相術	淺野八郎著	150元
③西洋占星術	淺野八郎著	150元
④中國神奇占卜	淺野八郎著	150元
⑤夢判斷	淺野八郎著	150元
⑥前世、來世占卜	淺野八郎著	150元
⑦法國式血型學	淺野八郎著	150元
⑧靈感、符咒學	淺野八郎著	150元
⑨紙牌占卜學	淺野八郎著	150元
⑩ＥＳＰ超能力占卜	淺野八郎著	150元
⑪猶太數的秘術	淺野八郎著	150元
⑫新心理測驗	淺野八郎著	160元
⑬塔羅牌預言秘法	淺野八郎著	200元

・趣味心理講座・電腦編號15

①性格測驗１	探索男與女	淺野八郎著	140元
②性格測驗２	透視人心奧秘	淺野八郎著	140元
③性格測驗３	發現陌生的自己	淺野八郎著	140元
④性格測驗４	發現你的真面目	淺野八郎著	140元
⑤性格測驗５	讓你們吃驚	淺野八郎著	140元
⑥性格測驗６	洞穿心理盲點	淺野八郎著	140元
⑦性格測驗７	探索對方心理	淺野八郎著	140元
⑧性格測驗８	由吃認識自己	淺野八郎著	160元

⑨性格測驗9　戀愛知多少　淺野八郎著　160元
⑩性格測驗10　由裝扮瞭解人心　淺野八郎著　160元
⑪性格測驗11　敲開內心玄機　淺野八郎著　140元
⑫性格測驗12　透視你的未來　淺野八郎著　160元
⑬血型與你的一生　淺野八郎著　160元
⑭趣味推理遊戲　淺野八郎著　160元
⑮行爲語言解析　淺野八郎著　160元

•婦幼天地•電腦編號16

①八萬人減肥成果　黃靜香譯　180元
②三分鐘減肥體操　楊鴻儒譯　150元
③窈窕淑女美髮秘訣　柯素娥譯　130元
④使妳更迷人　成　玉譯　130元
⑤女性的更年期　官舒妍編譯　160元
⑥胎內育兒法　李玉瓊編譯　150元
⑦早產兒袋鼠式護理　唐岱蘭譯　200元
⑧初次懷孕與生產　婦幼天地編譯組　180元
⑨初次育兒12個月　婦幼天地編譯組　180元
⑩斷乳食與幼兒食　婦幼天地編譯組　180元
⑪培養幼兒能力與性向　婦幼天地編譯組　180元
⑫培養幼兒創造力的玩具與遊戲　婦幼天地編譯組　180元
⑬幼兒的症狀與疾病　婦幼天地編譯組　180元
⑭腿部苗條健美法　婦幼天地編譯組　180元
⑮女性腰痛別忽視　婦幼天地編譯組　150元
⑯舒展身心體操術　李玉瓊編譯　130元
⑰三分鐘臉部體操　趙薇妮著　160元
⑱生動的笑容表情術　趙薇妮著　160元
⑲心曠神怡減肥法　川津祐介著　130元
⑳內衣使妳更美麗　陳玄茹譯　130元
㉑瑜伽美姿美容　黃靜香編著　180元
㉒高雅女性裝扮學　陳珮玲譯　180元
㉓蠶糞肌膚美顏法　坂梨秀子著　160元
㉔認識妳的身體　李玉瓊譯　160元
㉕產後恢復苗條體態　居理安•芙萊喬著　200元
㉖正確護髮美容法　山崎伊久江著　180元
㉗安琪拉美姿養生學　安琪拉蘭斯博瑞著　180元
㉘女體性醫學剖析　增田豐著　220元
㉙懷孕與生產剖析　岡部綾子著　180元
㉚斷奶後的健康育兒　東城百合子著　220元
㉛引出孩子幹勁的責罵藝術　多湖輝著　170元

㉜培養孩子獨立的藝術	多湖輝著	170元
㉝子宮肌瘤與卵巢囊腫	陳秀琳編著	180元
㉞下半身減肥法	納他夏・史達賓著	180元
㉟女性自然美容法	吳雅菁編著	180元
㊱再也不發胖	池園悅太郎著	170元
㊲生男生女控制術	中垣勝裕著	220元
㊳使妳的肌膚更亮麗	楊　皓編著	170元
㊴臉部輪廓變美	芝崎義夫著	180元
㊵斑點、皺紋自己治療	高須克彌著	180元
㊶面皰自己治療	伊藤雄康著	180元
㊷隨心所欲瘦身冥想法	原久子著	180元
㊸胎兒革命	鈴木丈織著	180元
㊹NS磁氣平衡法塑造窈窕奇蹟	古屋和江著	180元
㊺享瘦從腳開始	山田陽子著	180元
㊻小改變瘦4公斤	宮本裕子著	180元

・青 春 天 地・電腦編號 17

①A血型與星座	柯素娥編譯	160元
②B血型與星座	柯素娥編譯	160元
③O血型與星座	柯素娥編譯	160元
④AB血型與星座	柯素娥編譯	120元
⑤青春期性教室	呂貴嵐編譯	130元
⑥事半功倍讀書法	王毅希編譯	150元
⑦難解數學破題	宋釗宜編譯	130元
⑧速算解題技巧	宋釗宜編譯	130元
⑨小論文寫作秘訣	林顯茂編譯	120元
⑪中學生野外遊戲	熊谷康編著	120元
⑫恐怖極短篇	柯素娥編譯	130元
⑬恐怖夜話	小毛驢編譯	130元
⑭恐怖幽默短篇	小毛驢編譯	120元
⑮黑色幽默短篇	小毛驢編譯	120元
⑯靈異怪談	小毛驢編譯	130元
⑰錯覺遊戲	小毛驢編譯	130元
⑱整人遊戲	小毛驢編著	150元
⑲有趣的超常識	柯素娥編譯	130元
⑳哦！原來如此	林慶旺編譯	130元
㉑趣味競賽100種	劉名揚編譯	120元
㉒數學謎題入門	宋釗宜編譯	150元
㉓數學謎題解析	宋釗宜編譯	150元
㉔透視男女心理	林慶旺編譯	120元

㉕少女情懷的自白	李桂蘭編譯	120元
㉖由兄弟姊妹看命運	李玉瓊編譯	130元
㉗趣味的科學魔術	林慶旺編譯	150元
㉘趣味的心理實驗室	李燕玲編譯	150元
㉙愛與性心理測驗	小毛驢編譯	130元
㉚刑案推理解謎	小毛驢編譯	130元
㉛偵探常識推理	小毛驢編譯	130元
㉜偵探常識解謎	小毛驢編譯	130元
㉝偵探推理遊戲	小毛驢編譯	130元
㉞趣味的超魔術	廖玉山編著	150元
㉟趣味的珍奇發明	柯素娥編著	150元
㊱登山用具與技巧	陳瑞菊編著	150元

•健康天地• 電腦編號18

①壓力的預防與治療	柯素娥編譯	130元
②超科學氣的魔力	柯素娥編譯	130元
③尿療法治病的神奇	中尾良一著	130元
④鐵證如山的尿療法奇蹟	廖玉山譯	120元
⑤一日斷食健康法	葉慈容編譯	150元
⑥胃部強健法	陳炳崑譯	120元
⑦癌症早期檢查法	廖松濤譯	160元
⑧老人痴呆症防止法	柯素娥編譯	130元
⑨松葉汁健康飲料	陳麗芬編譯	130元
⑩揉肚臍健康法	永井秋夫著	150元
⑪過勞死、猝死的預防	卓秀貞編譯	130元
⑫高血壓治療與飲食	藤山順豐著	150元
⑬老人看護指南	柯素娥編譯	150元
⑭美容外科淺談	楊啟宏著	150元
⑮美容外科新境界	楊啟宏著	150元
⑯鹽是天然的醫生	西英司郎著	140元
⑰年輕十歲不是夢	梁瑞麟譯	200元
⑱茶料理治百病	桑野和民著	180元
⑲綠茶治病寶典	桑野和民著	150元
⑳杜仲茶養顏減肥法	西田博著	150元
㉑蜂膠驚人療效	瀨長良三郎著	180元
㉒蜂膠治百病	瀨長良三郎著	180元
㉓醫藥與生活	鄭炳全著	180元
㉔鈣長生寶典	落合敏著	180元
㉕大蒜長生寶典	木下繁太郎著	160元
㉖居家自我健康檢查	石川恭三著	160元

㉗永恒的健康人生	李秀鈴譯	200元
㉘大豆卵磷脂長生寶典	劉雪卿譯	150元
㉙芳香療法	梁艾琳譯	160元
㉚醋長生寶典	柯素娥譯	180元
㉛從星座透視健康	席拉・吉蒂斯著	180元
㉜愉悅自在保健學	野本二士夫著	160元
㉝裸睡健康法	丸山淳士等著	160元
㉞糖尿病預防與治療	藤田順豐著	180元
㉟維他命長生寶典	菅原明子著	180元
㊱維他命C新效果	鐘文訓編	150元
㊲手、腳病理按摩	堤芳朗著	160元
㊳AIDS瞭解與預防	彼得塔歇爾著	180元
㊴甲殼質殼聚糖健康法	沈永嘉譯	160元
㊵神經痛預防與治療	木下眞男著	160元
㊶室內身體鍛鍊法	陳炳崑編著	160元
㊷吃出健康藥膳	劉大器編著	180元
㊸自我指壓術	蘇燕謀編著	160元
㊹紅蘿蔔汁斷食療法	李玉瓊編著	150元
㊺洗心術健康秘法	竺翠萍編譯	170元
㊻枇杷葉健康療法	柯素娥編譯	180元
㊼抗衰血癒	楊啟宏著	180元
㊽與癌搏鬥記	逸見政孝著	180元
㊾冬蟲夏草長生寶典	高橋義博著	170元
㊿痔瘡・大腸疾病先端療法	宮島伸宜著	180元
51膠布治癒頑固慢性病	加瀨建造著	180元
52芝麻神奇健康法	小林貞作著	170元
53香煙能防止癡呆？	高田明和著	180元
54穀菜食治癌療法	佐藤成志著	180元
55貼藥健康法	松原英多著	180元
56克服癌症調和道呼吸法	帶津良一著	180元
57Ｂ型肝炎預防與治療	野村喜重郎著	180元
58青春永駐養生導引術	早島正雄著	180元
59改變呼吸法創造健康	原久子著	180元
60荷爾蒙平衡養生秘訣	出村博著	180元
61水美肌健康法	井戶勝富著	170元
62認識食物掌握健康	廖梅珠編著	170元
63痛風劇痛消除法	鈴木吉彥著	180元
64酸莖菌驚人療效	上田明彥著	180元
65大豆卵磷脂治現代病	神津健一著	200元
66時辰療法——危險時刻凌晨４時	呂建強等著	180元
67自然治癒力提升法	帶津良一著	180元

⑱巧妙的氣保健法	藤平墨子著	180元
⑲治癒C型肝炎	熊田博光著	180元
⑳肝臟病預防與治療	劉名揚編著	180元
㉑腰痛平衡療法	荒井政信著	180元
㉒根治多汗症、狐臭	稻葉益巳著	220元
㉓40歲以後的骨質疏鬆症	沈永嘉譯	180元
㉔認識中藥	松下一成著	180元
㉕認識氣的科學	佐佐木茂美著	180元
㉖我戰勝了癌症	安田伸著	180元
㉗斑點是身心的危險信號	中野進著	180元
㉘艾波拉病毒大震撼	玉川重德著	180元
㉙重新還我黑髮	桑名隆一郎著	180元
㉚身體節律與健康	林博史著	180元
㉛生薑治萬病	石原結實著	180元
㉜靈芝治百病	陳瑞東著	180元
㉝木炭驚人的威力	大槻彰著	200元
㉞認識活性氧	井土貴司著	180元
㉟深海鮫治百病	廖玉山編著	180元
㊱神奇的蜂王乳	井上丹治著	180元

・實用女性學講座・電腦編號 19

①解讀女性內心世界	島田一男著	150元
②塑造成熟的女性	島田一男著	150元
③女性整體裝扮學	黃靜香編著	180元
④女性應對禮儀	黃靜香編著	180元
⑤女性婚前必修	小野十傳著	200元
⑥徹底瞭解女人	田口二州著	180元
⑦拆穿女性謊言88招	島田一男著	200元
⑧解讀女人心	島田一男著	200元
⑨俘獲女性絕招	志賀貢著	200元

・校園系列・電腦編號 20

①讀書集中術	多湖輝著	150元
②應考的訣竅	多湖輝著	150元
③輕鬆讀書贏得聯考	多湖輝著	150元
④讀書記憶秘訣	多湖輝著	150元
⑤視力恢復！超速讀術	江錦雲譯	180元
⑥讀書36計	黃柏松編著	180元
⑦驚人的速讀術	鐘文訓編著	170元

⑧學生課業輔導良方	多湖輝著	180元
⑨超速讀超記憶法	廖松濤編著	180元
⑩速算解題技巧	宋釗宜編著	200元
⑪看圖學英文	陳炳崑編著	200元

•實用心理學講座• 電腦編號 21

①拆穿欺騙伎倆	多湖輝著	140元
②創造好構想	多湖輝著	140元
③面對面心理術	多湖輝著	160元
④偽裝心理術	多湖輝著	140元
⑤透視人性弱點	多湖輝著	140元
⑥自我表現術	多湖輝著	180元
⑦不可思議的人性心理	多湖輝著	180元
⑧催眠術入門	多湖輝著	150元
⑨責罵部屬的藝術	多湖輝著	150元
⑩精神力	多湖輝著	150元
⑪厚黑說服術	多湖輝著	150元
⑫集中力	多湖輝著	150元
⑬構想力	多湖輝著	150元
⑭深層心理術	多湖輝著	160元
⑮深層語言術	多湖輝著	160元
⑯深層說服術	多湖輝著	180元
⑰掌握潛在心理	多湖輝著	160元
⑱洞悉心理陷阱	多湖輝著	180元
⑲解讀金錢心理	多湖輝著	180元
⑳拆穿語言圈套	多湖輝著	180元
㉑語言的內心玄機	多湖輝著	180元
㉒積極力	多湖輝著	180元

•超現實心理講座• 電腦編號 22

①超意識覺醒法	詹蔚芬編譯	130元
②護摩秘法與人生	劉名揚編譯	130元
③秘法！超級仙術入門	陸　明譯	150元
④給地球人的訊息	柯素娥編著	150元
⑤密教的神通力	劉名揚編著	130元
⑥神秘奇妙的世界	平川陽一著	180元
⑦地球文明的超革命	吳秋嬌譯	200元
⑧力量石的秘密	吳秋嬌譯	180元
⑨超能力的靈異世界	馬小莉譯	200元

⑩逃離地球毀滅的命運	吳秋嬌譯	200元
⑪宇宙與地球終結之謎	南山宏著	200元
⑫驚世奇功揭秘	傅起鳳著	200元
⑬啟發身心潛力心象訓練法	栗田昌裕著	180元
⑭仙道術遁甲法	高藤聰一郎著	220元
⑮神通力的秘密	中岡俊哉著	180元
⑯仙人成仙術	高藤聰一郎著	200元
⑰仙道符咒氣功法	高藤聰一郎著	220元
⑱仙道風水術尋龍法	高藤聰一郎著	200元
⑲仙道奇蹟超幻像	高藤聰一郎著	200元
⑳仙道鍊金術房中法	高藤聰一郎著	200元
㉑奇蹟超醫療治癒難病	深野一幸著	220元
㉒揭開月球的神秘力量	超科學研究會	180元
㉓西藏密教奧義	高藤聰一郎著	250元
㉔改變你的夢術入門	高藤聰一郎著	250元

・養 生 保 健・電腦編號 23

①醫療養生氣功	黃孝寬著	250元
②中國氣功圖譜	余功保著	230元
③少林醫療氣功精粹	井玉蘭著	250元
④龍形實用氣功	吳大才等著	220元
⑤魚戲增視強身氣功	宮 嬰著	220元
⑥嚴新氣功	前新培金著	250元
⑦道家玄牝氣功	張 章著	200元
⑧仙家秘傳袪病功	李遠國著	160元
⑨少林十大健身功	秦慶豐著	180元
⑩中國自控氣功	張明武著	250元
⑪醫療防癌氣功	黃孝寬著	250元
⑫醫療強身氣功	黃孝寬著	250元
⑬醫療點穴氣功	黃孝寬著	250元
⑭中國八卦如意功	趙維漢著	180元
⑮正宗馬禮堂養氣功	馬禮堂著	420元
⑯秘傳道家筋經內丹功	王慶餘著	280元
⑰三元開慧功	辛桂林著	250元
⑱防癌治癌新氣功	郭 林著	180元
⑲禪定與佛家氣功修煉	劉天君著	200元
⑳顛倒之術	梅自強著	360元
㉑簡明氣功辭典	吳家駿編	360元
㉒八卦三合功	張全亮著	230元
㉓朱砂掌健身養生功	楊 永著	250元

㉔抗老功	陳九鶴著	230元

・社會人智囊・電腦編號 24

①糾紛談判術	清水增三著	160元
②創造關鍵術	淺野八郎著	150元
③觀人術	淺野八郎著	180元
④應急詭辯術	廖英迪編著	160元
⑤天才家學習術	木原武一著	160元
⑥猫型狗式鑑人術	淺野八郎著	180元
⑦逆轉運掌握術	淺野八郎著	180元
⑧人際圓融術	澀谷昌三著	160元
⑨解讀人心術	淺野八郎著	180元
⑩與上司水乳交融術	秋元隆司著	180元
⑪男女心態定律	小田晉著	180元
⑫幽默說話術	林振輝編著	200元
⑬人能信賴幾分	淺野八郎著	180元
⑭我一定能成功	李玉瓊譯	180元
⑮獻給青年的嘉言	陳蒼杰譯	180元
⑯知人、知面、知其心	林振輝編著	180元
⑰塑造堅強的個性	坂上肇著	180元
⑱爲自己而活	佐藤綾子著	180元
⑲未來十年與愉快生活有約	船井幸雄著	180元
⑳超級銷售話術	杜秀卿譯	180元
㉑感性培育術	黃靜香編著	180元
㉒公司新鮮人的禮儀規範	蔡媛惠譯	180元
㉓傑出職員鍛鍊術	佐佐木正著	180元
㉔面談獲勝戰略	李芳黛譯	180元
㉕金玉良言撼人心	森純大著	180元
㉖男女幽默趣典	劉華亭編著	180元
㉗機智說話術	劉華亭編著	180元
㉘心理諮商室	柯素娥譯	180元
㉙如何在公司崢嶸頭角	佐佐木正著	180元
㉚機智應對術	李玉瓊編著	200元
㉛克服低潮良方	坂野雄二著	180元
㉜智慧型說話技巧	沈永嘉編著	180元
㉝記憶力、集中力增進術	廖松濤編著	180元
㉞女職員培育術	林慶旺編著	180元
㉟自我介紹與社交禮儀	柯素娥編著	180元
㊱積極生活創幸福	田中真澄著	180元
㊲妙點子超構想	多湖輝著	180元

・精 選 系 列・電腦編號25

①毛澤東與鄧小平	渡邊利夫等著	280元
②中國大崩裂	江戶介雄著	180元
③台灣・亞洲奇蹟	上村幸治著	220元
④7-ELEVEN高盈收策略	國友隆一著	180元
⑤台灣獨立（新・中國日本戰爭一）	森　詠著	200元
⑥迷失中國的末路	江戶雄介著	220元
⑦2000年5月全世界毀滅	紫藤甲子男著	180元
⑧失去鄧小平的中國	小島朋之著	220元
⑨世界史爭議性異人傳	桐生操著	200元
⑩淨化心靈享人生	松濤弘道著	220元
⑪人生心情診斷	賴藤和寬著	220元
⑫中美大決戰	檜山艮昭著	220元
⑬黃昏帝國美國	莊雯琳譯	220元
⑭兩岸衝突（新・中國日本戰爭二）	森　詠著	220元
⑮封鎖台灣（新・中國日本戰爭三）	森　詠著	220元
⑯中國分裂（新・中國日本戰爭四）	森　詠著	220元

・運 動 遊 戲・電腦編號26

①雙人運動	李玉瓊譯	160元
②愉快的跳繩運動	廖玉山譯	180元
③運動會項目精選	王佑京譯	150元
④肋木運動	廖玉山譯	150元
⑤測力運動	王佑宗譯	150元

・休 閒 娛 樂・電腦編號27

①海水魚飼養法	田中智浩著	300元
②金魚飼養法	曾雪玫譯	250元
③熱門海水魚	毛利匡明著	480元
④愛犬的教養與訓練	池田好雄著	250元
⑤狗教養與疾病	杉浦哲著	220元
⑥小動物養育技巧	三上昇著	300元

・銀髮族智慧學・電腦編號28

①銀髮六十樂逍遙	多湖輝著	170元
②人生六十反年輕	多湖輝著	170元

③六十歲的決斷	多湖輝著	170元
④銀髮族健身指南	孫瑞台編著	250元

•飲 食 保 健• 電腦編號 29

①自己製作健康茶	大海淳著	220元
②好吃、具藥效茶料理	德永睦子著	220元
③改善慢性病健康藥草茶	吳秋嬌譯	200元
④藥酒與健康果菜汁	成玉編著	250元
⑤家庭保健養生湯	馬汴梁編著	220元
⑥降低膽固醇的飲食	早川和志著	200元
⑦女性癌症的飲食	女子營養大學	280元
⑧痛風者的飲食	女子營養大學	280元
⑨貧血者的飲食	女子營養大學	280元
⑩高脂血症者的飲食	女子營養大學	280元

•家庭醫學保健• 電腦編號 30

①女性醫學大全	雨森良彥著	380元
②初為人父育兒寶典	小瀧周曹著	220元
③性活力強健法	相建華著	220元
④30歲以上的懷孕與生產	李芳黛編著	220元
⑤舒適的女性更年期	野末悅子著	200元
⑥夫妻前戲的技巧	笠井寬司著	200元
⑦病理足穴按摩	金慧明著	220元
⑧爸爸的更年期	河野孝旺著	200元
⑨橡皮帶健康法	山田晶著	180元
⑩33天健美減肥	相建華等著	180元
⑪男性健美入門	孫玉祿編著	180元
⑫強化肝臟秘訣	主婦の友社編	200元
⑬了解藥物副作用	張果馨譯	200元
⑭女性醫學小百科	松山榮吉著	200元
⑮左轉健康法	龜田修等著	200元
⑯實用天然藥物	鄭炳全編著	260元
⑰神秘無痛平衡療法	林宗駛著	180元
⑱膝蓋健康法	張果馨譯	180元
⑲針灸治百病	葛書翰著	250元
⑳異位性皮膚炎治癒法	吳秋嬌譯	220元
㉑禿髮白髮預防與治療	陳炳崑編著	180元
㉒埃及皇宮菜健康法	飯森薰著	200元
㉓肝臟病安心治療	上野幸久著	220元

㉔耳穴治百病	陳抗美等著	250元
㉕高效果指壓法	五十嵐康彥著	200元
㉖瘦水、胖水	鈴木園子著	200元
㉗手針新療法	朱振華著	200元
㉘香港腳預防與治療	劉小惠譯	200元
㉙智慧飲食吃出健康	柯富陽編著	200元
㉚牙齒保健法	廖玉山編著	200元

・超經營新智慧・電腦編號 31

①躍動的國家越南	林雅倩譯	250元
②甦醒的小龍菲律賓	林雅倩譯	220元

・心 靈 雅 集・電腦編號 00

①禪言佛語看人生	松濤弘道著	180元
②禪密教的奧秘	葉逯謙譯	120元
③觀音大法力	田口日勝著	120元
④觀音法力的大功德	田口日勝著	120元
⑤達摩禪106智慧	劉華亭編譯	220元
⑥有趣的佛教研究	葉逯謙編譯	170元
⑦夢的開運法	蕭京凌譯	130元
⑧禪學智慧	柯素娥編譯	130元
⑨女性佛教入門	許俐萍譯	110元
⑩佛像小百科	心靈雅集編譯組	130元
⑪佛教小百科趣談	心靈雅集編譯組	120元
⑫佛教小百科漫談	心靈雅集編譯組	150元
⑬佛教知識小百科	心靈雅集編譯組	150元
⑭佛學名言智慧	松濤弘道著	220元
⑮釋迦名言智慧	松濤弘道著	220元
⑯活人禪	平田精耕著	120元
⑰坐禪入門	柯素娥編譯	150元
⑱現代禪悟	柯素娥編譯	130元
⑲道元禪師語錄	心靈雅集編譯組	130元
⑳佛學經典指南	心靈雅集編譯組	130元
㉑何謂「生」　阿含經	心靈雅集編譯組	150元
㉒一切皆空　般若心經	心靈雅集編譯組	150元
㉓超越迷惘　法句經	心靈雅集編譯組	180元
㉔開拓宇宙觀　華嚴經	心靈雅集編譯組	180元
㉕真實之道　法華經	心靈雅集編譯組	130元
㉖自由自在　涅槃經	心靈雅集編譯組	130元

㉗沈默的教示　維摩經	心靈雅集編譯組	150元
㉘開通心眼　佛語佛戒	心靈雅集編譯組	130元
㉙揭秘寶庫　密教經典	心靈雅集編譯組	180元
㉚坐禪與養生	廖松濤譯	110元
㉛釋尊十戒	柯素娥編譯	120元
㉜佛法與神通	劉欣如編著	120元
㉝悟（正法眼藏的世界）	柯素娥編譯	120元
㉞只管打坐	劉欣如編著	120元
㉟喬答摩・佛陀傳	劉欣如編著	120元
㊱唐玄奘留學記	劉欣如編著	120元
㊲佛教的人生觀	劉欣如編譯	110元
㊳無門關（上卷）	心靈雅集編譯組	150元
㊴無門關（下卷）	心靈雅集編譯組	150元
㊵業的思想	劉欣如編著	130元
㊶佛法難學嗎	劉欣如著	140元
㊷佛法實用嗎	劉欣如著	140元
㊸佛法殊勝嗎	劉欣如著	140元
㊹因果報應法則	李常傳編	180元
㊺佛教醫學的奧秘	劉欣如編著	150元
㊻紅塵絕唱	海　若著	130元
㊼佛教生活風情	洪丕謨、姜玉珍著	220元
㊽行住坐臥有佛法	劉欣如著	160元
㊾起心動念是佛法	劉欣如著	160元
㊿四字禪語	曹洞宗青年會	200元
51妙法蓮華經	劉欣如編著	160元
52根本佛教與大乘佛教	葉作森編	180元
53大乘佛經	定方晟著	180元
54須彌山與極樂世界	定方晟著	180元
55阿闍世的悟道	定方晟著	180元
56金剛經的生活智慧	劉欣如著	180元

・經 營 管 理・電腦編號 01

◎創新經營管理六十六大計（精）	蔡弘文編	780元
①如何獲取生意情報	蘇燕謀譯	110元
②經濟常識問答	蘇燕謀譯	130元
④台灣商戰風雲錄	陳中雄著	120元
⑤推銷大王秘錄	原一平著	180元
⑥新創意・賺大錢	王家成譯	90元
⑦工廠管理新手法	琪　輝著	120元
⑨經營參謀	柯順隆譯	120元

⑩美國實業24小時	柯順隆譯	80元
⑪撼動人心的推銷法	原一平著	150元
⑫高竿經營法	蔡弘文編	120元
⑬如何掌握顧客	柯順隆譯	150元
⑰一流的管理	蔡弘文編	150元
⑱外國人看中韓經濟	劉華亭譯	150元
⑳突破商場人際學	林振輝編著	90元
㉒如何使女人打開錢包	林振輝編著	100元
㉔小公司經營策略	王嘉誠著	160元
㉕成功的會議技巧	鐘文訓編譯	100元
㉖新時代老闆學	黃柏松編著	100元
㉗如何創造商場智囊團	林振輝編譯	150元
㉘十分鐘推銷術	林振輝編譯	180元
㉙五分鐘育才	黃柏松編譯	100元
㉝自我經濟學	廖松濤編譯	100元
㉞一流的經營	陶田生編著	120元
㉟女性職員管理術	王昭國編譯	120元
㊱ＩＢＭ的人事管理	鐘文訓編譯	150元
㊲現代電腦常識	王昭國編譯	150元
㊳電腦管理的危機	鐘文訓編譯	120元
㊴如何發揮廣告效果	王昭國編譯	150元
㊵最新管理技巧	王昭國編譯	150元
㊶一流推銷術	廖松濤編譯	150元
㊷包裝與促銷技巧	王昭國編譯	130元
㊸企業王國指揮塔	松下幸之助著	120元
㊹企業精鋭兵團	松下幸之助著	120元
㊺企業人事管理	松下幸之助著	100元
㊻華僑經商致富術	廖松濤編譯	130元
㊼豐田式銷售技巧	廖松濤編譯	180元
㊽如何掌握銷售技巧	王昭國編著	130元
㊿洞燭機先的經營	鐘文訓編譯	150元
52新世紀的服務業	鐘文訓編譯	100元
53成功的領導者	廖松濤編譯	120元
54女推銷員成功術	李玉瓊編譯	130元
55ＩＢＭ人才培育術	鐘文訓編譯	100元
56企業人自我突破法	黃琪輝編著	150元
58財富開發術	蔡弘文編著	130元
59成功的店舖設計	鐘文訓編著	150元
61企管回春法	蔡弘文編著	130元
62小企業經營指南	鐘文訓編譯	100元
63商場致勝名言	鐘文訓編譯	150元

⑭迎接商業新時代	廖松濤編譯	100元
⑯新手股票投資入門	何朝乾 編	200元
⑰上揚股與下跌股	何朝乾編譯	180元
⑱股票速成學	何朝乾編譯	200元
⑲理財與股票投資策略	黃俊豪編著	180元
⑳黃金投資策略	黃俊豪編著	180元
㉑厚黑管理學	廖松濤編譯	180元
㉒股市致勝格言	呂梅莎編譯	180元
㉓透視西武集團	林谷燁編譯	150元
㉖巡迴行銷術	陳蒼杰譯	150元
㉗推銷的魔術	王嘉誠譯	120元
㉘60秒指導部屬	周蓮芬編譯	150元
㉙精銳女推銷員特訓	李玉瓊編譯	130元
㉚企劃、提案、報告圖表的技巧	鄭 汶 譯	180元
㉛海外不動產投資	許達守編譯	150元
㉜八百件的世界策略	李玉瓊譯	150元
㉝服務業品質管理	吳宜芬譯	180元
㉞零庫存銷售	黃東謙編譯	150元
㉟三分鐘推銷管理	劉名揚編譯	150元
㊱推銷大王奮鬥史	原一平著	150元
㊲豐田汽車的生產管理	林谷燁編譯	150元

・成 功 寶 庫・電腦編號 02

①上班族交際術	江森滋著	100元
②拍馬屁訣竅	廖玉山編譯	110元
④聽話的藝術	歐陽輝編譯	110元
⑨求職轉業成功術	陳 義編著	110元
⑩上班族禮儀	廖玉山編著	120元
⑪接近心理學	李玉瓊編著	100元
⑫創造自信的新人生	廖松濤編著	120元
⑮神奇瞬間瞑想法	廖松濤編譯	100元
⑯人生成功之鑰	楊意苓編著	150元
⑲給企業人的諍言	鐘文訓編著	120元
⑳企業家自律訓練法	陳 義編譯	100元
㉑上班族妖怪學	廖松濤編著	100元
㉒猶太人縱橫世界的奇蹟	孟佑政編著	110元
㉕你是上班族中強者	嚴思圖編著	100元
㉚成功頓悟100則	蕭京凌編譯	130元
㉜知性幽默	李玉瓊編譯	130元
㉝熟記對方絕招	黃靜香編譯	100元

㊲察言觀色的技巧	劉華亭編著	180元
㊳一流領導力	施義彥編譯	120元
㊵30秒鐘推銷術	廖松濤編譯	150元
㊶猶太成功商法	周蓮芬編譯	120元
㊷尖端時代行銷策略	陳蒼杰編著	100元
㊸顧客管理學	廖松濤編著	100元
㊹如何使對方說Yes	程　羲編著	150元
㊼上班族口才學	楊鴻儒譯	120元
㊽上班族新鮮人須知	程　羲編著	120元
㊾如何左右逢源	程　羲編著	130元
㊿語言的心理戰	多湖輝著	130元
55性惡企業管理學	陳蒼杰譯	130元
56自我啟發200招	楊鴻儒編著	150元
57做個傑出女職員	劉名揚編著	130元
58靈活的集團營運術	楊鴻儒編著	120元
60個案研究活用法	楊鴻儒編著	130元
61企業教育訓練遊戲	楊鴻儒編著	120元
62管理者的智慧	程　羲編譯	130元
63做個佼佼管理者	馬筱莉編譯	130元
67活用禪學於企業	柯素娥編譯	130元
69幽默詭辯術	廖玉山編譯	150元
70拿破崙智慧箴言	柯素娥編譯	130元
71自我培育・超越	蕭京凌編譯	150元
74時間即一切	沈永嘉編譯	130元
75自我脫胎換骨	柯素娥譯	150元
76贏在起跑點—人才培育鐵則	楊鴻儒編譯	150元
77做一枚活棋	李玉瓊編譯	130元
78面試成功戰略	柯素娥編譯	130元
81瞬間攻破心防法	廖玉山編譯	120元
82改變一生的名言	李玉瓊編譯	130元
83性格性向創前程	楊鴻儒編譯	130元
84訪問行銷新竅門	廖玉山編譯	150元
85無所不達的推銷話術	李玉瓊編譯	150元

・處 世 智 慧・電腦編號 03

①如何改變你自己	陸明編譯	120元
⑥靈感成功術	譚繼山編譯	80元
⑧扭轉一生的五分鐘	黃柏松編譯	100元
⑩現代人的詭計	林振輝譯	100元
⑫如何利用你的時間	蘇遠謀譯	80元

⑬口才必勝術	黃柏松編譯	120元
⑭女性的智慧	譚繼山編譯	90元
⑯人生的體驗	陸明編譯	80元
⑱幽默吹牛術	金子登著	90元
⑲攻心說服術	多湖輝著	100元
⑳當機立斷	陸明編譯	70元
㉒如何交朋友	安紀芳編著	70元
㉔慧心良言	亦　奇著	80元
㉕名家慧語	蔡逸鴻主編	90元
㉘如何發揮你的潛能	陸明編譯	90元
㉙女人身態語言學	李常傳譯	130元
㉚摸透女人心	張文志譯	90元
㉜給女人的悄悄話	妮倩編譯	90元
㉞如何開拓快樂人生	陸明編譯	90元
㊱成功的捷徑	鐘文訓譯	70元
㊲幽默逗笑術	林振輝著	120元
㊳活用血型讀書法	陳炳崑譯	80元
㊴心　燈	葉于模著	100元
㊵當心受騙	林顯茂譯	90元
㊶心・體・命運	蘇燕謀譯	70元
㊷如何使頭腦更敏銳	陸明編譯	70元
㊸宮本武藏五輪書金言錄	宮本武藏著	100元
㊼成熟的愛	林振輝譯	120元
㊽現代女性駕馭術	蔡德華著	90元
㊾禁忌遊戲	酒井潔著	90元
(52)摸透男人心	劉華亭編譯	80元
(53)如何達成願望	謝世輝著	90元
(54)創造奇蹟的「想念法」	謝世輝著	90元
(55)創造成功奇蹟	謝世輝著	90元
(57)幻想與成功	廖松濤譯	80元
(58)反派角色的啟示	廖松濤編譯	70元
(59)現代女性須知	劉華亭編著	75元
(62)如何突破內向	姜倩怡編譯	110元
(64)讀心術入門	王家成編譯	100元
(65)如何解除內心壓力	林美羽編著	110元
(66)取信於人的技巧	多湖輝著	110元
(68)自我能力的開拓	卓一凡編著	110元
(70)縱橫交涉術	嚴思圖編著	90元
(71)如何培養妳的魅力	劉文珊編著	90元
(72)魅力的力量	姜倩怡編著	90元
(75)個性膽怯者的成功術	廖松濤編譯	100元

⑯人性的光輝	文可式編著	90元
⑲培養靈敏頭腦秘訣	廖玉山編著	90元
⑳夜晚心理術	鄭秀美編譯	80元
㉑如何做個成熟的女性	李玉瓊編著	80元
㉒現代女性成功術	劉文珊編著	90元
㉓成功說話技巧	梁惠珠編譯	100元
㉔人生的真諦	鐘文訓編譯	100元
㉕妳是人見人愛的女孩	廖松濤編著	120元
㉗指尖・頭腦體操	蕭京凌編譯	90元
㉘電話應對禮儀	蕭京凌編著	120元
㉙自我表現的威力	廖松濤編譯	100元
㉚名人名語啟示錄	喬家楓編著	100元
㉛男與女的哲思	程鐘梅編譯	110元
㉜靈思慧語	牧　風著	110元
㉝心靈夜語	牧　風著	100元
㉞激盪腦力訓練	廖松濤編譯	100元
㉟三分鐘頭腦活性法	廖玉山編譯	110元
㊱星期一的智慧	廖玉山編譯	100元
㊲溝通說服術	賴文琇編譯	100元

・健康與美容・電腦編號 04

③媚酒傳（中國王朝秘酒）	陸明主編	120元
⑤中國回春健康術	蔡一藩著	100元
⑥奇蹟的斷食療法	蘇燕謀譯	130元
⑧健美食物法	陳炳崑譯	120元
⑨驚異的漢方療法	唐龍編著	90元
⑩不老強精食	唐龍編著	100元
⑫五分鐘跳繩健身法	蘇明達譯	100元
⑬睡眠健康法	王家成譯	80元
⑭你就是名醫	張芳明譯	90元
⑲釋迦長壽健康法	譚繼山譯	90元
⑳腳部按摩健康法	譚繼山譯	120元
㉑自律健康法	蘇明達譯	90元
㉓身心保健座右銘	張仁福著	160元
㉔腦中風家庭看護與運動治療	林振輝譯	100元
㉕秘傳醫學人相術	成玉主編	120元
㉖導引術入門(1)治療慢性病	成玉主編	110元
㉗導引術入門(2)健康・美容	成玉主編	110元
㉘導引術入門(3)身心健康法	成玉主編	110元
㉙妙用靈藥・蘆薈	李常傳譯	150元

國家圖書館出版品預行編目資料

恢復元氣養生食/榊壽子著；張果馨譯
——初版，——臺北市，大展，1998［民87］
面；21公分，——（家庭醫學保健；31）
譯自：何をどう食べたら体が回復するか
ISBN 957-557-810-4（平裝）
1.食物 2.健康法 3.食物治療

411.3　　87003228

恢復元氣養生食

ISBN 957-557-810-4

編著者/榊　壽　子
編譯者/張　果　馨
發行人/蔡　森　明
出版者/大展出版社有限公司
社　址/台北市北投區（石牌）致遠一路2段12巷1號
電　話/（02）28236031・28236033
傳　真/（02）28272069
郵政劃撥/0166955-1
登記證/局版臺業字第2171號
承印者/高星企業有限公司
裝　訂/日新裝訂所
排版者/弘益電腦排版有限公司
初　版/1998年（民87年）5月

定　價/200元

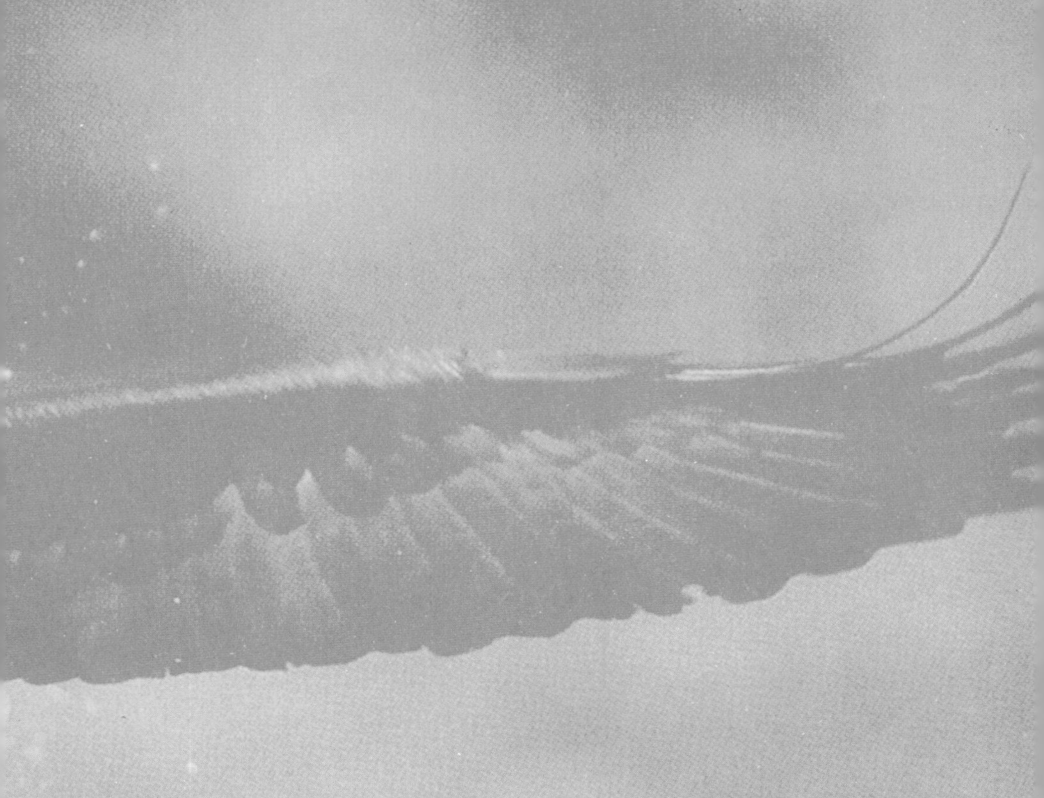